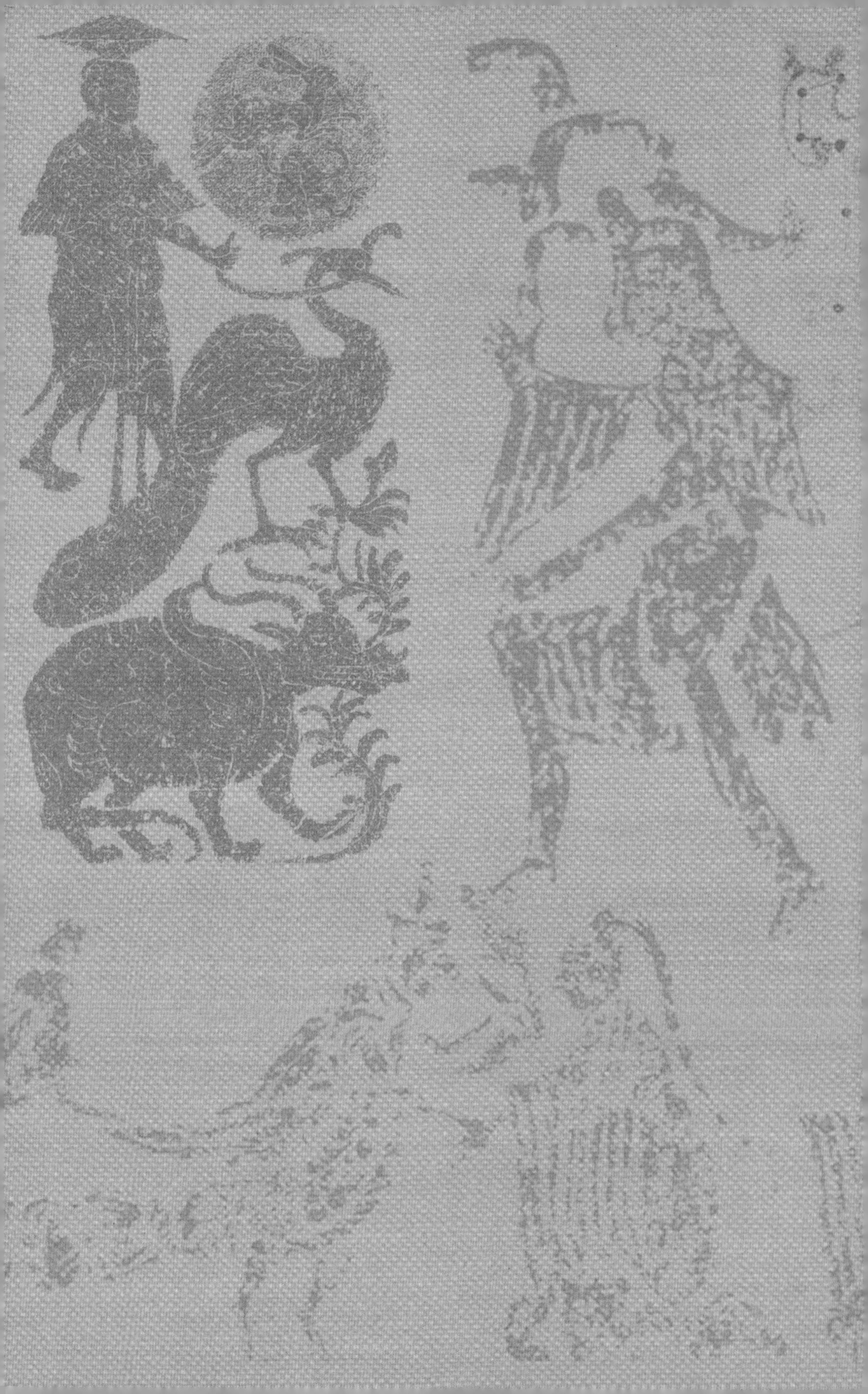

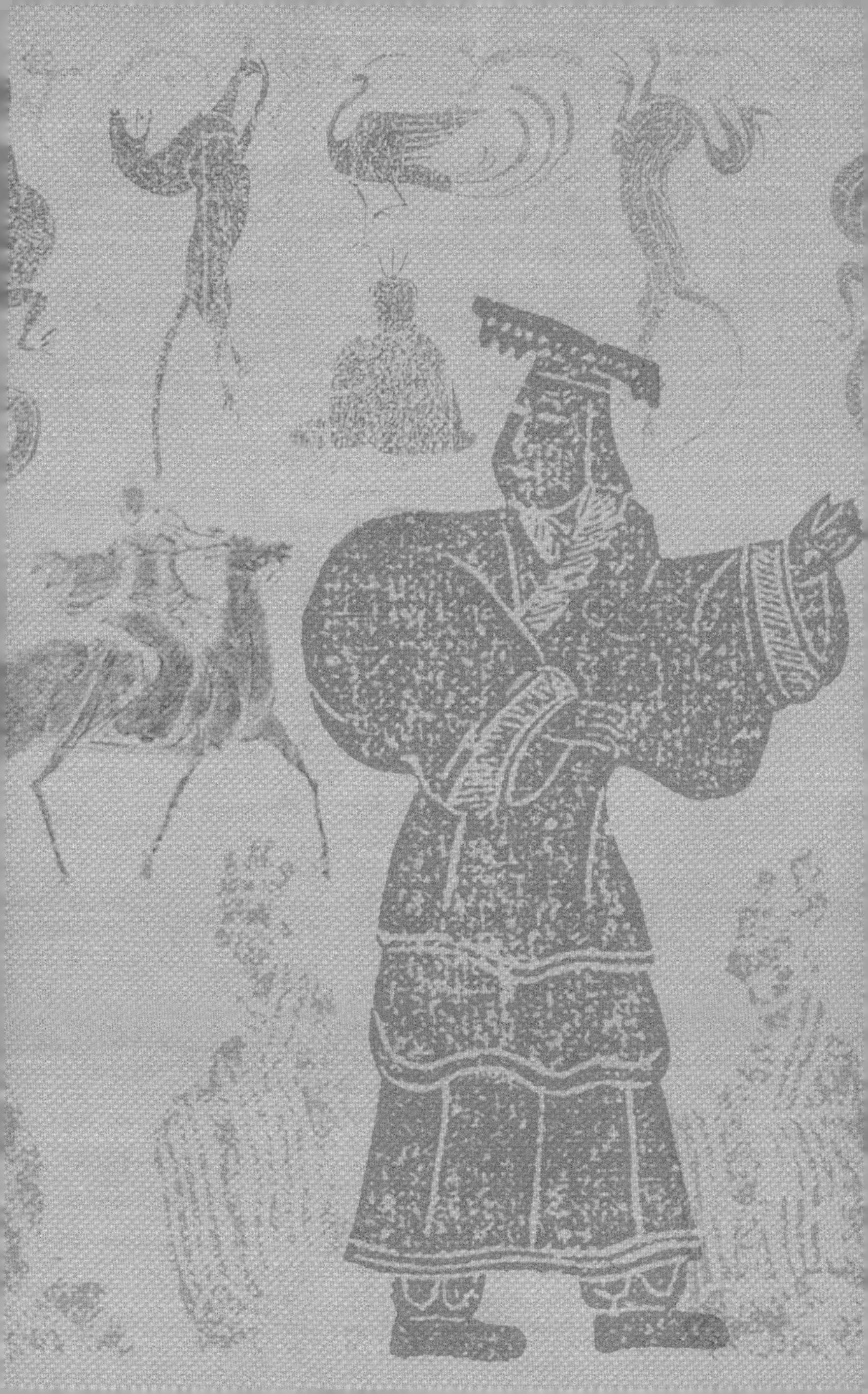

中国古医籍整理丛书

养性轩临证医案

清·半读斋主人　著

张喜德　李　莉　校注

中国中医药出版社

·北　京·

图书在版编目（CIP）数据

养性轩临证医案/（清）半读斋主人著；张喜德，李莉校注.
—北京：中国中医药出版社，2015.1（2024.8 重印）
（中国古医籍整理丛书）
ISBN 978 -7 -5132 -2249 -5

Ⅰ.①养…　Ⅱ.①半…　②张…　③李…　Ⅲ.①医案—汇编—中国—清代　Ⅳ.①R249.49

中国版本图书馆 CIP 数据核字（2014）第 303030 号

中国中医药出版社出版
北京经济技术开发区科创十三街 31 号院二区 8 号楼
邮政编码　100176
传真　010 64405721
北京盛通印刷股份有限公司印刷
各地新华书店经销

*

开本 710×1000　1/16　印张 14.25　字数 68 千字
2015 年 1 月第 1 版　2024 年 8 月第 2 次印刷
书　号　ISBN 978 -7 -5132 -2249 -5

*

定价　39.00 元
网址　www.cptcm.com

如有印装质量问题请与本社出版部调换

服务热线　010 64405510
购书热线　010 64065415　010 64065413
微信服务号　zgzyycbs
书店网址　csln.net/qksd/
官方微博　http://e.weibo.com/cptcm
淘宝天猫网址　http://zgzyycbs.tmall.com

国家中医药管理局
中医药古籍保护与利用能力建设项目
组织工作委员会

主　任　委　员　王国强
副 主 任 委 员　王志勇　李大宁
执行主任委员　曹洪欣　苏钢强　王国辰　欧阳兵
执行副主任委员　李　昱　武　东　李秀明　张成博
委　　　　员

各省市项目组分管领导和主要专家

（山东省）武继彪　欧阳兵　张成博　贾青顺
（江苏省）吴勉华　周仲瑛　段金廒　胡　烈
（上海市）张怀琼　季　光　严世芸　段逸山
（福建省）阮诗玮　陈立典　李灿东　纪立金
（浙江省）徐伟伟　范永升　柴可群　盛增秀
（陕西省）黄立勋　呼　燕　魏少阳　苏荣彪
（河南省）夏祖昌　刘文第　韩新峰　许敬生
（辽宁省）杨关林　康廷国　石　岩　李德新
（四川省）杨殿兴　梁繁荣　余曙光　张　毅

各项目组负责人

王振国（山东省）　王旭东（江苏省）　张如青（上海市）
李灿东（福建省）　陈勇毅（浙江省）　焦振廉（陕西省）
蔡永敏（河南省）　鞠宝兆（辽宁省）　和中浚（四川省）

项目专家组

顾　问　马继兴　张灿玾　李经纬

组　长　余瀛鳌

成　员　李致忠　钱超尘　段逸山　严世芸　鲁兆麟
郑金生　林端宜　欧阳兵　高文柱　柳长华
王振国　王旭东　崔　蒙　严季澜　黄龙祥
陈勇毅　张志清

项目办公室（组织工作委员会办公室）

主　任　王振国　王思成

副主任　王振宇　刘群峰　陈榕虎　杨振宁　朱毓梅
刘更生　华中健

成　员　陈丽娜　邱　岳　王　庆　王　鹏　王春燕
郭瑞华　宋咏梅　周　扬　范　磊　张永泰
罗海鹰　王　爽　王　捷　贺晓路　熊智波

秘　书　张丰聪

前 言

中医药古籍是传承中华优秀文化的重要载体，也是中医学传承数千年的知识宝库，凝聚着中华民族特有的精神价值、思维方法、生命理论和医疗经验，不仅对于传承中医学术具有重要的历史价值，更是现代中医药科技创新和学术进步的源头和根基。保护和利用好中医药古籍，是弘扬中国优秀传统文化、传承中医学术的必由之路，事关中医药事业发展全局。

1949 年以来，在政府的大力支持和推动下，开展了系统的中医药古籍整理研究。1958 年，国务院科学规划委员会古籍整理出版规划小组在北京成立，负责指导全国的古籍整理出版工作。1982 年，国务院古籍整理出版规划小组召开全国古籍整理出版规划会议，制定了《古籍整理出版规划（1982—1990）》，卫生部先后下达了两批 200 余种中医古籍整理任务，掀起了中医古籍整理研究的新高潮，对中医文化与学术的弘扬、传承和发展，发挥了极其重要的作用，产生了不可估量的深远影响。

2007 年《国务院办公厅关于进一步加强古籍保护工作的意见》明确提出进一步加强古籍整理、出版和研究利用，以及

"保护为主、抢救第一、合理利用、加强管理"的方针。2009年《国务院关于扶持和促进中医药事业发展的若干意见》指出，要"开展中医药古籍普查登记，建立综合信息数据库和珍贵古籍名录，加强整理、出版、研究和利用"。《中医药创新发展规划纲要（2006—2020）》强调继承与创新并重，推动中医药传承与创新发展。

2003～2010年，国家财政多次立项支持中国中医科学院开展针对性中医药古籍抢救保护工作，在中国中医科学院图书馆设立全国唯一的行业古籍保护中心，影印抢救濒危珍本、孤本中医古籍1640余种；整理发布《中国中医古籍总目》；遴选351种孤本收入《中医古籍孤本大全》影印出版；开展了海外中医古籍目录调研和孤本回归工作，收集了11个国家和2个地区137个图书馆的240余种书目，基本摸清流失海外的中医古籍现状，确定国内失传的中医药古籍共有220种，复制出版海外所藏中医药古籍133种。2010年，国家财政部、国家中医药管理局设立"中医药古籍保护与利用能力建设项目"，资助整理400余种中医药古籍，并着眼于加强中医药古籍保护和研究机构建设，培养中医古籍整理研究的后备人才，全面提高中医药古籍保护与利用能力。

在此，国家中医药管理局成立了中医药古籍保护和利用专家组和项目办公室，专家组负责项目指导、咨询、质量把关，项目办公室负责实施过程的统筹协调。专家组成员对古籍整理研究具有丰富的经验，有的专家从事古籍整理研究长达70余年，深知中医药古籍整理研究的重要性、艰巨性与复杂性，履行职责认真务实。专家组从书目确定、版本选择、点校、注释等各方面，为项目实施提供了强有力的专业指导。老一辈专家的学术水平和智慧，是项目成功的重要保证。项目承担单位山东中医药大学、南京中医药大学、上海中医药大学、福建中医药大学、浙江省中医药研究院、陕西省中医药研究院、河南省中医药研究院、辽宁中医药大学、成都中医药大学及所在省市中医药管理部门精心组织，充分发挥区域间互补协作的优势，并得到承担项目出版工作的中国中医药出版社大力配合，全面推进中医药古籍保护与利用网络体系的构建和人才队伍建设，使一批有志于中医学术传承与古籍整理工作的人才凝聚在一起，研究队伍日益壮大，研究水平不断提高。

本着“抢救、保护、发掘、利用”的理念，该项目重点选择近60年未曾出版的重要古医籍，综合考虑所选古籍的保护价值、学术价值和实用价值。400余种中医药古籍涵盖了医经、基础理论、诊法、伤寒金匮、温病、本草、方书、内科、外科、女科、儿科、伤科、眼科、咽喉口齿、针灸推拿、养生、医案医话医论、医史、临证综合等门类，跨越唐、宋、金元、明以迄清末。全部古籍均按照项目办公室组织完成的行业标准《中医古籍整理规范》及《中医药古籍整理细则》进行整理校注，绝大多数中医药古籍是第一次校注出版，一批孤本、稿本、抄本更是首次整理面世。对一些重要学术问题的研究成果，则集中收录于各书的“校注说明”或“校注后记”中。

“既出书又出人”是本项目追求的目标。近年来，中医药古籍整理工作形势严峻，老一辈逐渐退出，新一代普遍存在整理研究古籍的经验不足、专业思想不坚定等问题，使中医古籍整理面临人才流失严重、青黄不接的局面。通过本项目实施，搭建平台，完善机制，培养队伍，提升能力，经过近5年的建设，锻炼了一批优秀人才，老中青三代齐聚一堂，有效地稳定了研究队伍，为中医药古籍整理工作的开展和中医文化与学术的传承提供必备的知识和人才储备。

本项目的实施与《中国古医籍整理丛书》的出版，对于加强中医药古籍文献研究队伍建设、建立古籍研究平台，提高古籍整理水平均具有积极的推动作用，对弘扬我国优秀传统文化，推进中医药继承创新，进一步发挥中医药服务民众的养生保健与防病治病作用将产生深远影响。

第九届、第十届全国人大常委会副委员长许嘉璐先生，国家卫生计生委副主任、国家中医药管理局局长、中华中医药学会会长王国强先生，我国著名医史文献专家、中国中医科学院马继兴先生在百忙之中为丛书作序，我们深表敬意和感谢。

由于参与校注整理工作的人员较多，水平不一，诸多方面尚未臻完善，希望专家、读者不吝赐教。

国家中医药管理局中医药古籍保护与利用能力建设项目办公室

二〇一四年十二月

许 序

“中医”之名立，迄今不逾百年，所以冠以“中”字者，以别于“洋”与“西”也。慎思之，明辨之，斯名之出，无奈耳，或亦时人不甘泯没而特标其犹在之举也。

前此，祖传医术（今世方称为“学”）绵延数千载，救民无数；华夏屡遭时疫，皆仰之以度困厄。中华民族之未如印第安遭染殖民者所携疾病而族灭者，中医之功也。

医兴则国兴，国强则医强。百年运衰，岂但国土肢解，五千年文明亦不得全，非遭泯灭，即蒙冤扭曲。西方医学以其捷便速效，始则为传教之利器，继则以“科学”之冕畅行于中华。中医虽为内外所夹击，斥之为蒙昧，为伪医，然四亿同胞衣食不保，得获西医之益者甚寡，中医犹为人民之所赖。虽然，中国医学日益陵替，乃不可免，势使之然也。呜呼！覆巢之下安有完卵？

嗣后，国家新生，中医旋即得以重振，与西医并举，探寻结合之路。今也，中华诸多文化，自民俗、礼仪、工艺、戏曲、历史、文学，以至伦理、信仰，皆渐复起，中国医学之兴乃属必然。

迄今中医犹为国家医疗系统之辅，城市尤甚。何哉？盖一则西医赖声、光、电技术而于20世纪发展极速，中医则难见其进。二则国人惊羡西医之“立竿见影”，遂以为其事事胜于中医。然西医已自觉将入绝境：其若干医法正负效应相若，甚或负远逾于正；研究医理者，渐知人乃一整体，心、身非如中世纪所认定为二对立物，且人体亦非宇宙之中心，仅为其一小单位，与宇宙万象万物息息相关。认识至此，其已向中国医学之理念“靠拢”矣，虽彼未必知中国医学何如也。唯其不知中国医理何如，纯由其实践而有所悟，益以证中国之认识人体不为伪，亦不为玄虚。然国人知此趋向者，几人？

国医欲再现宋明清高峰，成国中主流医学，则一须继承，一须创新。继承则必深研原典，激清汰浊，复吸纳西医及我藏、蒙、维、回、苗、彝诸民族医术之精华；创新之道，在于今之科技，既用其器，亦参照其道，反思己之医理，审问之，笃行之，深化之，普及之，于普及中认知人体及环境古今之异，以建成当代国医理论。欲达于斯境，或需百年欤？予恐西医既已醒悟，若加力吸收中医精粹，促中医西医深度结合，形成21世纪之新医学，届时“制高点”将在何方？国人于此转折之机，能不忧虑而奋力乎？

予所谓深研之原典，非指一二习见之书、千古权威之作；就医界整体言之，所传所承自应为医籍之全部。盖后世名医所著，乃其秉诸前人所述，总结终生行医用药经验所得，自当已成今世、后世之要籍。

盛世修典，信然。盖典籍得修，方可言传言承。虽前此50余载已启医籍整理、出版之役，惜旋即中辍。阅20载再兴整理、出版之潮，世所罕见之要籍千余部陆续问世，洋洋大观。

今复有“中医药古籍保护与利用能力建设”之工程，集九省市专家，历经五载，董理出版自唐迄清医籍，都400余种，凡中医之基础医理、伤寒、温病及各科诊治、医案医话、推拿本草，俱涵盖之。

噫！璐既知此，能不胜其悦乎？汇集刻印医籍，自古有之，然孰与今世之盛且精也！自今而后，中国医家及患者，得览斯典，当于前人益敬而畏之矣。中华民族之屡经灾难而益蕃，乃至未来之永续，端赖之也，自今以往岂可不后出转精乎？典籍既蜂出矣，余则有望于来者。

谨序。

第九届、十届全国人大常委会副委员长

许嘉璐

二〇一四年冬

王 序

中医学是中华民族在长期生产生活实践中，在与疾病作斗争中逐步形成并不断丰富发展的医学科学，是中国古代科学的瑰宝，为中华民族的繁衍昌盛作出了巨大贡献，对世界文明进步产生了积极影响。时至今日，中医学作为我国医学的特色和重要医药卫生资源，与西医学相互补充、相互促进、协调发展，共同担负着维护和促进人民健康的任务，已成为我国医药卫生事业的重要特征和显著优势。

中医药古籍在存世的中华古籍中占有相当重要的比重，不仅是中医学术传承数千年最为重要的知识载体，也是中医为中华民族繁衍昌盛发挥重要作用的历史见证。中医药典籍不仅承载着中医的学术经验，而且蕴含着中华民族优秀的思想文化，凝聚着中华民族的聪明智慧，是祖先留给我们的宝贵物质财富和精神财富。加强对中医药古籍的保护与利用，既是中医学发展的需要，也是传承中华文化的迫切要求，更是历史赋予我们的责任。

2010 年，国家中医药管理局启动了中医药古籍保护与利用能力建设项目。这既是传承中医药的重要工程，也是弘扬优秀民族文化的重要举措，不仅能够全面推进中医药的有效继承和创新发展，为维护人民健康作出贡献，也能够彰显中华民族的璀璨文化，为实现中华民族伟大复兴的中国梦作出贡献。

相信这项工作一定能造福当今，嘉惠后世，福泽绵长。

国家卫生和计划生育委员会副主任

国家中医药管理局局长

中华中医药学会会长

王国强

二〇一四年十二月

马 序

新中国成立以来，党和国家高度重视中医药事业发展，重视古籍的保护、整理和研究工作。自1958年始，国务院先后成立了三届古籍整理出版规划小组，分别由齐燕铭、李一氓、匡亚明担任组长，主持制定了《整理和出版古籍十年规划（1962—1972）》《古籍整理出版规划（1982—1990）》《中国古籍整理出版十年规划和“八五”计划（1991—2000）》等，而第三次规划中医药古籍整理即纳入其中。1982年9月，卫生部下发《1982—1990年中医古籍整理出版规划》，1983年1月，中医古籍整理出版办公室正式成立，保证了中医古籍整理出版规划的实施。2002年2月，《国家古籍整理出版“十五”（2001—2005）重点规划》经新闻出版署和全国古籍整理出版规划领导小组批准，颁布实施。其后，又陆续制定了国家古籍整理出版“十一五”和“十二五”重点规划。国家财政多次立项支持中国中医科学院开展针对性中医药古籍抢救保护工作，文化部在中国中医科学院图书馆专门设立全国唯一的行业古籍保护中心，国家先后投入中医药古籍保护专项经费超过3000万元，影印抢救濒危珍、善、孤本中医古籍1640余种，开展了海外中医古籍目录调研和孤本回归工作。2010年，国家财政部、国家中医药管理局安排国家公共卫生专项资金，设立了“中医药古籍保护与利用能力建设项目”，这是继1982～1986年第一批、第二批重要中医药古籍整理之后的又一次大规模古籍整理工程，重点整理新中国成立后未曾出版的重要古籍，目标是形成并普及规范的通行本、传世本。

为保证项目的顺利实施，项目组特别成立了专家组，承担咨询和技术指导，以及古籍出版之前的审定工作。专家组中的许多成员虽逾古稀之年，但老骥伏枥，孜孜不倦，不仅对项目进行宏观指导和质量把关，更重要的是通过古籍整理，以老带新，言传身教，培养一批中医药古籍整理研究的后备人才，促进了中医药古籍保护和研究机构建设，全面提升了我国中医药古籍保护与利用能力。

作为项目组顾问之一，我深感中医药古籍保护、抢救与整理工作的重要性和紧迫性，也深知传承中医药古籍整理经验任重而道远。令人欣慰的是，在项目实施过程中，我看到了老中青三代的紧密衔接，看到了大家的坚持和努力，看到了年轻一代的成长。相信中医药古籍整理工作的将来会越来越好，中医药学的发展会越来越好。

欣喜之余，以是为序。

中国中医科学院研究员

马继兴

二〇一四年十二月

校注说明

《养性轩临证医案》，清代古暨阳半读斋主人著。该书记载外感、内伤、妇科、外科、耳鼻喉等各科疾病，共载医案740余则。但本书缺少序言和后跋，所用很难准确断定该书的成书年代。

本次整理使用陕西中医学院图书馆《养性轩临证医案》手抄孤本为底本。底本封面简称本书为《临证医案》，但内文首页全称《养性轩临证医案》，此次整理改用全称。

有关整理方法说明如下。

1. 采用简体横排形式，对原文加以现代标点。

2. 底本中繁体字、俗字、异体字、自造字予以径改，不出校。一字多义、多音的古字酌其文义于首见处出注。通假字不改，于首见处出注说明。难字、生僻字酌加注释。

3. 书中较为疑难或生疏的人名、官名、方名及专业术语等出校说明。

4. 底本中用符号代表文字者，皆据其文义改为文字。

5. 底本明引前代文献者，简注说明。

6. 底本中药属异名者出注说明。无法考证的中草药名，出注存疑。

7. 将底本一、二、三册分别列为卷一、卷二、卷三，卷一、卷三无目录，为保留原貌，未予补入，保留卷二原有目录。

8. 底本卷一原有“古暨阳半读斋主人著　琴川素愚秦士俊藏”，今删。底本卷二“中风”前有“静香楼医案卷之一　古吴饮鹤山人著”，今删。

9. 所收录《静香楼医案》有关医案，皆出注说明。

目录

卷一

卷二

卷　三

卷　一

苏城蒋左①，两脉虚细少力，为中阳气虚之征，自呃忒②之余，中气未旺，头晕目眩，手足麻痹，所由来也。

人参二钱　茯苓三钱　归身二钱　酒炒白芍一钱五分　麦冬一钱　陈皮二钱　炙草四钱　丹参一钱五分　天麻一钱五分　吴萸炒川连五分　紫石英四钱　红枣煨，二枚

北濠李右③，血不涵木，木燥化风，头晕心悸，手足麻痹，食少作嗳，欲呕，经事落后，皆肝脾两亏之象。

天麻　金铃子　木瓜　陈皮　煅牡蛎　酒炒归身　茯神　制半夏　甘菊　白芍　吴萸炒川连　佛手　玫瑰花

又，调经方

熟地砂仁末　归身　川芎　阿胶　丹皮　白芍酒炒　萸肉炭　菟丝饼　金香附醋炒打碎　泽兰　制半夏　麦冬　核桃

市桥钱左，久疟原虚，鼻衄，食少，从扶正和邪议治。

---

① 左：指代男性。
② 呃忒：即呃逆。
③ 右：指代女性。

制首乌　冬术[①]　茯苓　炙草　归身　白芍　淡芩[②]　生洋参　醋炒柴胡　制半夏　陈皮　红枣　生姜

沙上马，寒热，定气升频咳，经候愆期[③]，肝脾气滞，仿逍遥散加减。

酒炒归身　茯苓　广郁金　酒炒白芍　青皮　九制香附　吴萸炒川连　丹参　楂炭　紫豆蔻　苏叶　玫瑰花　生姜

倪，肝胃火炽，口糜赤痛，脘中或胀或痛，系情志变蒸之火，夫外感六气有间耳。

姜汁炒川连　地骨皮　柴胡　生白芍　石决明　元参　紫丹参　白残花[④]　丹皮　广郁金　延胡索　连翘

周庄方，积郁伤肝之逆犯胃，胃失下降之权，上升为呕，呕吐痰沫，始吐酸苦，继吐青黑之水，习以为常。自去冬剧发，自春及今，旋发旋止。肝邪日甚，脾胃日虚，气之横扰，乘隙走络，胸胁腹攻楚不休，心悬如饥。近又呕吐食物，早入暮出，或得谷即吐，脉弦大微滑，舌白剥落不聚。此皆中虚积饮，中土输化失职，不为肌肉，悉化痰水，积成窠臼，症根深沉，铲除不易，任其呕吐不止，

---

① 冬术：白术。

② 淡芩：黄芩。

③ 愆（qiān 千）期：误期，失期。指（月经）错后。

④ 白残花：即蔷薇花。

将有汁枯，枯槁、膈症难免。

附方候，政。

人参　旋覆花　淡赭石　麦冬　制半夏　陈皮　茯神　川椒目　吴萸炒白芍　枳实　干姜　大枣　伏龙肝五钱

煎汤代水。

广东何，血虚木旺，胆火上升，齿痛连耳，法以化痰降逆。

白蒺藜　丹皮　焦山栀　赤苓　石决明　煅牡蛎　制半夏　淡芩　赤芍　连翘　川芎　制天虫　夏枯草　苦丁茶

中房张，积郁伤肝，胆阳不升，挟痰阻络，右项积核，不时寒热，脉虚细濡①，食少中虚，气益弱。情志拂郁而来，从少阳厥阴疏泄达。

西洋参一钱五分　川贝二钱　酒炒白芍一钱五分　煅牡蛎八钱　青蒿一钱五分　丹皮一钱五分　云茯神三钱　青黛拌元参二钱　刺蒺藜炒　酒炒当归身一钱五分　细生地四钱，姜汁炒　橘络　夏枯草一钱五分　白残花八分

包港周右，十八岁，阳明积热渐化，上隔气阻湿郁，脘闷欲呕，腹痞便泄，身热少汗，经水适来适断，血分亦有邪热，三焦交病，议治其上。

---

① 濡：原作“茹”，据文义改。

全瓜蒌五钱，元明粉一钱同打　郁金一钱五分　生枳实一钱五分　连翘三钱　桃仁二钱　制半夏一钱五分　橘红一钱五分　丹皮一钱五分　蔻仁八分　茯神三钱　川贝三钱　赤芍一钱五分　竹茹一钱，姜汁炒　茅芦根

煎汤代水。

范港周右，伏邪化火，劫津焚液，阳明壮火，实炽厥阴，相火燔灼，神蒙谵语，腹鸣下泄。《经》旨谓暴注下迫，皆属于火①也。症已棘手，勉拟方，以冀幸耳。

乌尖②五分，磨冲　生石膏五分，薄荷五分，同打　羚羊片一钱五分，先煎　丹皮一钱五分　广郁金一钱五分　鲜生地一两　益元散四钱　知母二钱　石决明一两，先煎　桃仁二钱，生打　橘红一钱　连翘三钱　赤芍一钱五分　竹沥一两　灯心三十寸，辰拌　姜汁少许，冲服

复诊：连得畅汗，疹瘖密布，邪火随外而泄，是以神识清而舌灰，此乃津回液转，已入坦境。现者咳嗽痰多，上焦肺气未通，还宜清理余波。

金沸草③　瓜蒌皮　朱云神　知母　熟石膏　甘草　生洋参　炙紫菀　大杏仁　川贝　橘络　辰灯心　枇杷露　竹叶

庞少云，右脉弦细微濡，左部稍缓，气逆呛咳，少腹

---

① 暴注……皆属于火：语出《素问·至真要大论》。

② 乌尖：犀角。

③ 金沸草：鼠曲草的别名。

及胸胁掣痛，舌白中腻，此肺燥津[①]亏，胃湿逗遛之象。

旋覆花　瓜蒌皮炙　马兜铃蜜炙　川贝　生炒苡仁　长牛膝盐水炒黑　苏子　云茯神　生蛤壳　南沙参　生甘草　桑叶蜜炙　枇杷露　另服琼玉膏二钱

再诊：诊脉初按微弦，重按带濡，濡为气火有余，内亏之象。始由外风袭肺，久则内舍于其所合，呛咳气逆，动辄尤甚，兼之外火而冒上冲犯肺。再以通肺清金，顺气化痰，冀得日臻佳境为幸。

金沸草　阿胶蛤粉炒　兜铃　甘草　大力子[②]　苡仁　叭杏仁[③]去皮尖　花粉　川贝母　苏子　玄参　桑叶蜜炙　白糯米绢包　梨肉　枇杷膏

又，左脉渐和，右部尚带微弦滑濡，咳嗽竟止，气逆渐平，是佳境也。刻下节届秋分，燥金主令，适宜顺时调摄。拟以清通肺金，收摄肾气，取子母相生同治。

细生地　宋半夏[④]　川贝　淮山药土炒　花粉　生苡仁　云茯苓　炙紫菀　桑叶蜜炙　橘红　柿霜绢包　梨肉　木蝴蝶

钖山李左，前因阳络伤损，用导血下气之剂，其血随止，脉亦安静。经气频似喘，喉间抑郁不舒，乃肺金清通，其司少宣化之权。再拟润肺利气，以清治节。

---

① 津：原无，据文义补。

② 大力子：即牛蒡子。

③ 叭杏仁：即叭哒杏仁，又名八担杏、巴旦杏仁等。

④ 宋半夏：即宋制半夏，又称京半夏或苏半夏。

川贝母　元参　炙紫菀　紫口蛤壳　花粉　大麦冬　白薇　牛膝炭　朱砂拌茯神　梨肉　金沸草　火麻仁　苏子　枇杷叶去毛筋

江阴赵全吉，今午脉显迟细，脘痛少缓，幸夜间大解两次，腑气已泄，气机亦得以下行，是属松机。惟痧秽格拒，胃气否塞[①]，适当祛邪疏中，中通乃佳。

川朴一钱　藿梗一钱　制半夏一钱　橘红一钱　炒枳壳一钱五分　青皮炒　苏梗一钱五分　木瓜一钱　吴萸三钱分　采云曲[②]三钱　广郁金一钱五分　柨香[③]一钱　玫瑰花两朵　槟榔五分磨冲

五接桥穆，始而寒热身疼，继而痛聚少腹，气滞下陷，澼出白冻，小溲不爽，两脉弦迟，舌红少苔。此邪留下焦，气血交阻证，经两旬，一时未易奏绩。

白芍二钱，肉桂四分，煎汁炒　吴萸三钱　泡姜[④]四分　赤苓三钱　炒枳壳一钱五分　制香附三钱　木香八分　炙草四分　炙紫菀一钱五分　橘红一钱　焦楂肉三钱　桔梗一钱　延胡一钱五分　佛手五分　荷叶一钱五分

白鹿张右，进育阴和阳、息风镇逆之剂，厥阳上越之

---

① 否塞：即痞塞。

② 采云曲：成药名。由白术、薄荷、六神曲、枳壳、麦芽等加工而成。

③ 柨香：檀香的别名。

④ 泡姜：即干姜。

威颇有敛戢之机。惟是木旺者土必衰，血虚者气易逆。还宜怡悦情志，喜则志畅气达，营卫融和，恪守勿懈，勿药有喜矣。

羚羊片　明天麻　石决明　杭菊炭　紫丹参　上广皮①　炒枳壳　粉归身　柏子霜绢包　朱砂拌茯神　东白芍②酒炒　金铃子炒　佛手　合欢花

五接桥穆右，伏邪已散，气分渐和，少腹滞痛，早上觉甚，心嘈如饥，舌红少苔，脉弦数弱。此肝脾不和，营卫两亏之象。

大白芍吴萸三分煎汁炒　丹参　沙苑子炒　炙甘草　木瓜　粉归身茴香五分煎汁炒　延胡　砂仁　山百合　乌药　生香附　柏子仁　朱云神③　杉香　玫瑰花

塘桥萧，血崩之后，营阴内亏，心少血则心悸，肝无血则头晕，手足乏力。宗归脾养营，以理统摄。

潞党参　於术④土炒　黄芪盐水炒　炙草　归身酒炒　朱云神　远志炭　枣仁　白芍　木香　龙眼肉

七市燕岳，腰为肾之府，酸而且疼，小溲⑤带痛，痛

---

① 广皮：广东新会出产的陈皮，又名新会皮、广陈皮。
② 东白芍：浙江东阳一带产的白芍。
③ 云神：即茯神。
④ 於术：指产于浙江临安县於潜一带的白术。
⑤ 溲：原作"瘦"，据文义改。

剧则形寒发热，太阳表气不固也。肾肝两亏，半产难免。

归身　白芍　杜仲　川断　白术　菟丝饼　党[①]参　砂仁　羌活　苎麻　莲肉

西洋蔡，中虚气滞，湿浊内甚，单单腹胀，筋露脐突，脉至滞细。乃阴盛阳衰，脏生满病也。

川朴　於术　制川附　泽泻　赤苓连皮　炮姜　枳实　陈皮　川椒目　广郁金　冬瓜仁　腹绒[②]　生姜皮　陈香橼

钱氏，伏邪挟积蕴结肺胃。肺主一身之气，失清通下降之司，胃气亦复上逆，有升无降，致气逆如喘，坐不得卧，心烦，口燥频饮，喉中气塞，手冷内热，舌燥带灰。况怀麟八月，正值手太阴司胎，刻下少气堕时欲下注，深虑下坠之险。

瓜蒌皮　橘红　桑白皮　覆花绢包　茯神　肥知母　黑山栀　枳壳　益元散　连翘　淡芩　竹二青[③]　带叶苏梗　芦根　苎麻　绞银[④]

冯左，上咳下泄，中脘作胀，身热少汗，经月不解，此伏邪充斥，表里交病也。

---

① 党：原作“当”，据文义改。

② 腹绒：即大腹皮。又名大腹毛、腹毛。

③ 竹二青：竹茹。

④ 绞银：绞丝银。

煨葛根　黄芩　川连姜汁炒　荆芥　炙草　炒枳实　赤茯苓　木香　大腹绒　前胡　赤芍　焦炭①　鲜荷叶　玉枢丹研，冲服一粒

钱左，肺主出，肾主纳，二气少收摄，则为咳为喘，宗经旨上病治其下。

大熟地　戈制半夏②　橘红　笕麦冬③　茯神　归身　五味子干姜五分同打　牛膝　杞子　南北沙参　炙草　坎气④　洋青铅⑤　蒲桃⑥

徐氏，疟痢，是少阳厥阴表里同病。历经两月，滞下脱肛，中气固虚，邪积纠结不解，非轻候也。

升麻醋炒　归身炒炭　川连吴萸二分，泡汤拌炒　陈皮　炙草　柴胡醋炙　白芍　楂肉　红曲炭　地榆炭　木香　西潞党参　荷蒂　陈仓米

郭氏，素属阴亏，近因暑内动。初起寒热如疟，既而邪陷下焦，澼出黏腻带水，时或有粪杂冻，脉来虚细带涩，舌红灰苔。此阴阳两亏，肝肾并伤，中虚不克⑦支持。

---

① 焦炭：焦山楂炭。
② 戈制半夏：成药名。最早指苏州戈老二裕庆堂所制作。
③ 笕麦冬：指产自杭州笕桥的麦冬。笕，原作“苋”，据文义改。
④ 坎气：新生儿的脐带。
⑤ 洋青铅：黑锡。
⑥ 蒲桃：又名香果、响鼓。
⑦ 不克：不能。

姑拟阴阳并调，肝肾并补，必得痢止，方有好。

西洋参　广皮　金石斛　炙草　归身　熟地　云茯神　白芍　真於术　炮姜　玫瑰　红枣　人参另煎过口①　陈仓米

庞右，由伏邪扰动肝气，久之气液两伤，木旺者火必衰。胃虽能纳，脾少健运，脘腹气撑，偏于右半。大便艰结，气注不爽，脉虚弦滞涩，舌质红少津。刻下杳不思谷，中无抵柱，其何所恃而不恐。且久病以胃气为本，任其肝横胃逆，必至精亏气馁，恶症丛生矣。勉议养胃生津润肠等法，未识高明以为然否？

奎白芍半生半用吴萸二分，煎汤拌炒　柏子仁　紫石英　橘白　筧麦冬川连三钱，包用红绒扎好　金铃肉　朱云神　木瓜　火麻仁　丹参　霍石斛②　生谷芽　竹茹　毛燕③五钱煎汤水

陆，十七，仲夏肠澼血痢，起因爰属湿热下注大肠，久之气血两伤。自冬以来，燥邪复又侵肺，咳嗽夜剧，痰不易出，且每夜发热，满腹尚痛。乃正虚邪恋，恐入损途。

阿胶三钱，青黛散三钱拌炒　白芍三钱，吴萸三分煎汁拌炒，拣去萸　肥玉竹三钱　淡天冬一钱五分　蜜炙紫菀一钱　炙草四分　桑叶一钱　粉归身二钱　北五味四分，干姜五分同打　苏子二钱

① 过口：服用。
② 霍石斛：安徽霍山所产石斛。
③ 毛燕：为雨燕科动物金丝燕的唾液与绒羽等混合凝结所筑成的巢窝。

大枣两个　桔梗一钱

临卧服琼玉膏三钱，开水冲。

复诊：前进和营理卫、通肺清金之剂，诸恙已渐轻减。惟下痢后，肠胃津液暗耗，腹中尚痛，乃脏虚腹痛也。调理得宜，冀无反复乃佳。

奎白芍[①]半生半用桂枝煎汁炒　归身酒炒　炙草　南北沙参　云茯神　西洋参元米[②]拌炒去米　川石斛　木香　真川贝炒黄　肥玉竹　上唐皮[③]　煨生姜　大枣　饴糖

季左，温毒蕴结阳明，头面颐颔肿胀，内热如焚，口渴无汗，舌干黄焦黑，脉反沉细郁数，此热深厥亦深之象也。

小毛川连[④]四分　淡芩八分　鼠黏子[⑤]二钱　元参二钱　甘草四分　马勃七分　板蓝根一钱五分　升麻三分　软柴胡四分　制蚕二钱　薄荷七分　桔梗七分　锦纹大黄三钱　连翘二钱　茅根肉[⑥]五钱

郑左，温邪挟郁，充斥三焦，上鼻血，下便泄，中脘迷闷，神情不爽。邪有内窜之象，殊属重候。

荆芥炭　煨葛根　赤苓　白薇　楂炭　连翘　淡子芩

① 奎：中药习惯上将大者称奎。
② 元米：糯米，又称江米。
③ 上唐皮：疑指“秦皮”。
④ 小毛川连：又名小毛连、凤尾连，为雅连品种之一。
⑤ 鼠黏子：即牛蒡子。
⑥ 茅根肉：白茅根。

江枳壳　槟榔　木香　广郁金　大杏仁　采芸曲[①]　荷蒂　茅根肉

李左，投缪氏导血归络法[②]，血止什五顷[③]。诊两脉弦浮带涩，必有风伤积瘀在络，络脉不宣则血上溢矣。

鲜生地　牛膝炭　旱莲草　血余炭　黑山栀　荆芥炒炭　制军[④]灰　茜根炭　大枣仁　当归尾　延胡索　降香

陶左，肝郁化火，挟痰火上蒸心肺，喉痹色殷，帝丁[⑤]歪右，乃内伤重症。

羚羊片　牛蒡子　花粉　小生地　制蚕　元参　甘草　山豆根五分　射干一钱　连翘三钱　桑白皮二钱　桔梗一钱　滴水石五分　灯心三尺

卞左，进泻火存津、安神定志之剂，身布瘾疹，热随汗出，邪火猖獗之威业经渐化，是以脉象安静，惟嫌虚大少神。刻下神志困倦，寐则魂魄缥缈，不自主持，舌干带灰，口燥齿板，总因心肝营阴内亏，液少神虚，虚不肯复之象。急当扶正育阴，安养心神，尤宜谨节善调。

附方候，明政。

---

① 采芸曲：六曲加白术、苍术、谷芽、陈皮、桔梗等制成。

② 导血归络法：语出缪希雍《医学全书·卷一·论治血三要》。

③ 什五顷：过半。什五，即十分之五。顷，通“倾”，倾斜，偏侧。

④ 制军：制大黄。

⑤ 帝丁：蒂丁。即悬雍垂，又名小舌头、蒂中。

青龙齿五钱，生打　煅牡蛎八钱　大麦冬三钱，小毛川连三分包入，外用红丝扎好　朱茯神三钱　柏子仁一钱，炒　远志炭一钱　大生地六钱　天冬三钱　拣枣仁三钱，炒黑勿打　广郁金一钱五分　新会皮八分　生鳖甲四钱　淮小麦二钱　红枣两个　高丽参二钱，另煎过口

宋左，前投和络通瘀，为邪热深入血络而设。三服后，舌灰化，瘕气消，胃欲思餐，寒热准疟，种种俱入佳境。惟大便未行，致腹中作痛，气机尚未和耳。体虚火邪扰攘之余，尤宜加意调养。

霍石斛　丹参　瓜蒌仁　柏子仁　火麻仁　陈皮　穞豆衣[1]　紫菀　云茯神　软白薇　广木香　麦冬　榧子肉　生炒谷芽

屈，温通气血，腹痛已止。近发热，中脘气抑不畅，面浮足肿。缘产受邪，肝脾不和耳。

归身　金花香附　青蒿　赤芍　苏叶梗　丹参　山楂炭　腹绒　砂仁　青陈皮　豆蔻　川广郁金　鸡内金　醒头草[2]

赵氏，营血内亏，肝火极旺，自觉心燔热，气逆如喘。此情志变蒸之火，与外感六邪[3]有殊耳。

---

① 穞豆衣：黑大豆皮。又名黑豆衣、料豆衣。

② 醒头草：佩兰。

③ 邪：原作“感”，据文义改。

川连姜汁炒　奎白芍　朱云神　连翘　制半夏　煅左牡蛎　橘红　广郁金　柏子仁　杭菊炭　碧玉散　金箔　捲竹心

常熟曾左，进达邪之剂，汗出虽遍，热仍未化。诊脉两寸滑大，左按之弦数不浮，胸布隐疹，右季胁刺痛，咳嗽尤甚。此系暑湿引动伏温之邪蕴结膜原，充斥肺胃，气络不宣使然。仍望外透疹达，邪净则热自化，毋汲汲①也。

牛蒡子　连翘　杏仁　川贝　前胡　采芸曲　黑栀　鸡苏散　瓜蒌　苏子　赤苓　枳壳　茅根肉　竹茹

秦庄柳，夜半分娩，刻下满腹拼痛②，恶血难下，大腹犹未宽软，必积瘀阻塞，治以温通。

五灵脂三钱，半生、半用醋炒　蒲黄　桃仁三钱　肉桂五分　泽兰二钱　川广郁金一钱五分　炙甘草四分　全当归三钱　赤苓一钱五分　红花八分　焦楂肉三钱　丹参二钱　益母草煎汤代水

三官殿邹，进逍遥合破瘀法，寒热之热已轻，腹痞之坚亦软。气血有和谐之意，惟经候不通，血虚而肝脾不调也。

归身　白芍　川芎　制香附　泽兰　炙草　丹皮　柴

① 汲汲：形容心情急切，努力追求。

② 拼痛：攻痛，剧痛。

胡醋炒　野於术　广郁金　焦山栀　丹参　红枣　老生姜

东市河毛，二十，崩血经月，赤白血俱[①]下。气血两亏，肝肾精血内损，则腰酸头晕，心悸乏力诸症见焉。

蒲黄炒阿胶三钱　乌鲗骨三钱，炙　茜根炭一钱　杜仲三钱　川断肉二钱　醋炒黑归身二钱　大白芍一钱五分，酒炒　鹿角霜三钱　白术一钱五分　沙苑子二钱　乌梅肉炭七分　炒白芷八分　莲房炙，二钱　蒲黄两枝

五接桥杨，二八，风阳上僭[②]，头晕目眩，系肝风挟所致，养血息风兼施。

明天麻一钱五分　制半夏一钱五分　橘红一钱　茯神三钱　杭菊炭一钱五分　生白芍一钱五分　归身二钱，酒炒　刺夕藜[③]三钱，炒　枳实一钱五分　川芎八分　女珍子[④]三钱　青防风八分　苦丁茶五分

沙上黄左，滞下赤冻带血，腹痛后重里急。是湿热下注二肠，由气分伤及血分。

煨葛根　枳壳　楂炭　红曲炭　川连吴萸汤炒　炮姜炭　木香　炙草　赤茯苓　独活　鲜荷叶

---

① 俱：后原衍“血”，据文义删。
② 上僭（jiàn 见）：上越，越位。
③ 刺夕藜：刺蒺藜。
④ 女珍子：女贞子。

陈巷朱右，年仅六旬，经断十载。陡血经漏，赤白杂下，腹痛气滞，乃倒经重候，奇脉[①]亦伤矣。

蒲黄炒阿胶二钱　醋炒五灵脂三钱　红花八分　冬瓜仁三钱　焦术[②]一钱　吴萸炒白芍二钱　醋炒归身二钱　地榆皮一钱五分　木香七分　炙草五分　炙莲房壳二钱　川断肉二钱　荷叶蒂二个

石水洞金，十三，血崩后营阴大伤，奇脉空隙[③]，为带下头晕，肢足少力，肝肾两亏也。

西潞党参　云苓　炙上芪　炙甘草　鹿角霜　酒炒归身　白芍酒炒　远志炭　广木香　拣枣仁　野於术　桂圆肉

东门刘，病后余邪未净，流入厥阴成疝，偏于左半，下坠睾丸作痛。湿热在肝络，温通可投。

南沙参二钱　橘核炒，三钱　金铃肉一钱五分　盐水炒茴香五分　延胡一钱五分　淡吴萸三钱　泽泻二钱　上肉桂四分　酒炒归身二钱　楂肉三钱　青皮炒，一钱　荔枝核炒，三钱

苏市陶，诊脉虚而微弦，气血两弱之质，肝脾交虚，屡屡滑胎，冲任奇脉空隙。近又小产，仅月经来肢节酸楚，腰疼腹痛，姑以薛氏□

---

① 奇脉：指冲脉。

② 焦术：焦白术。

③ 空隙：空虚。

於术　酒炒白芍　归身　茯苓　黄芪盐炒　香附　杜仲　甘杞子[①]　大生地砂仁末炒　川断　炙草　丹参　蒲桃

胡市戴，湿热自下而上，小溲茎中作痛，面浮力乏，宜分利下焦。

粉萆薢　赤芍　赤苓　泽泻　焦山栀　车前子　细生地　全当归　草稍[②]　滑石　淡竹叶　辰灯心　盐水炒黄柏

塘下李，寒暖食物失调，脾胃健运呆钝，抑且[③]积塞内锢，小溲不爽，脱肛便血症，属极重。

酒炒归身　醋炒升麻　淡芩　益元散　地榆炭　制茅术[④]　西赤芍药　赤苓　荆芥炭　槐米炭　炒枳壳　白花益母草　淡竹叶

又，复诊：进燥湿和营法，小溲已爽，便血亦止，腹中时或作痛。此因肝胃不和，而气机少流动故也。

白芍　归身　陈皮　楂炭　焦白术　荆芥炭　槐米炭　砂仁　鸡内金　地榆炭　鲜花叶

长泾范，情怀拂郁，郁火内然[⑤]，痰湿阻中，清窍为

---

① 甘杞子：枸杞。特指甘肃张掖之古甘州产者。

② 稍：此下原衍“滑稍”二字，今删。

③ 抑且：况且，而且。

④ 茅术：即苍术。江苏茅山地区产者为佳，又称茅苍术。

⑤ 然：通“燃”。

之蒙昧，火升气逆，神识自少主持，拟以理气化痰。

制半夏　广郁金　炒枳实　瓜蒌仁　石决明　朱云神　益元散　广橘红　软白薇　粉丹皮　杭菊炭　生香附　辰灯心　姜汁炒竹茹

七房桥孔，疟邪入里，遍体浮肿，经年不愈。刻下时序暑湿内蒸，两湿两合，大腹膨胀，小溲不利，太阳气不宣化。开鬼[①]门，洁净府，是其要。

桂枝　猪赤苓　泽泻　白术　制川朴　新会皮　腹绒　桑白皮　通草　五加皮　淡竹叶　白花益母草

许家宕徐，脉象细弦微涩，属滞血衰之象。经候虽调，来时甚少，先觉遍体疼楚，少腹气堕，小溲不爽，白带绵绵。乃肝脾肾三经交亏之象。

蒲黄炒阿胶　酒炒归身　淡吴萸　乌药　红花　砂仁　炒熟地　川芎　新会皮　制香附　奎白芍　盐水炒茴香　川断　泽兰　玫瑰花　胡桃

张家宕张，十七，进温经通达法，诸恙虽减，而汐水[②]五月未通。必有积寒气结，致血瘀不下，再宜温通。

归身酒炒　白芍酒炒　川芎　红花　牛膝炭　泽兰　紫丹参　马鞭草　延胡　香附　京三棱　桃仁　生卷柏　茺蔚子

---

① 鬼：此字原脱，据《素问·汤液醪醴论》补。

② 汐水：指月经。

本城郎，跌仆伤筋，气血少于流动，血不营络，两足筋缩，步履维艰。拟以舒筋和络，调养气血立方。

全当归二钱　赤白芍一钱五分，酒炒　海桐皮一钱五分　羌活八分　秦艽一钱五分　大豆卷四钱　宣木瓜一钱　杜仲三钱　川断二钱　苡仁三钱　生绵耆[①]二钱　长牛膝二钱　酒炒桑枝四钱　蒲桃两枝

东门丁，刻诊脉神安静，气火已得下降，还宜摄固肝肾，以善其后。

大熟地　沙苑子　云茯神　紫丹参　牛膝炭　白芍　炙龟板　旱莲草　女贞子　炒知母盐水炒　炒黄柏盐水炒　广郁金　煅牡蛎

沙上黄，经漏一月，血净两日，即觉少腹拼痛。此必营络空隙，寒气乘入，宗通则不痛之例。

酒炒归身　酒炒白芍　川芎　香附　炒桃仁　延胡　炒小茴香　淡吴萸　木香　乌药　炒枳壳　玫瑰花

北门张，经漏过多，营阴大伤，奇脉不振。宗经旨久崩久漏宜清宜通。

蒲黄炒阿胶　旱莲草　茜根炭　红花　冬瓜仁　盐水炒黄芪　五味子　粉归身　川断　海螵蛸炙　醋炙龟板　奎白芍　莲房

---

① 绵耆：黄芪。

赵家店赵，咳嗽久延，近发日甚，呕吐痰黏，喉痒气逆，舌红少苔，虽系风热外感，而持久易成虚咳。

金沸草　制半夏　茯苓　苏子　橘红　象贝[①]　笕麦冬　生蛤壳　炙草　苡仁　白前　竹茹　丝瓜络

恬庄杨，情志拂郁，肝木自甚，久则上化火而下侵脾气，结火痹痰郁。不时气厥昏晕，状若尸[②]厥，手足麻痹，纳谷即胀，竟似格证一般。理宜怡悦情志，亦是却病之一就耳。

北沙参　盐水炒丹参　紫石英　制半夏　陈皮　朱茯神　吴萸炒川连　拣枣仁　羚羊片　玉竹　远志炭　苍龙齿　合欢花　柽香汁炒麦芽

另服安胃丸二钱，五服。

塘桥庞，缓风[③]十载。肝肾两亏，湿热乘虚内踞，最怕上冲之虞。开：

吴萸　紫苏　木瓜　槟榔　新会皮　苡仁　紫豆蔻仁　桔梗　赤苓　半夏　连皮生姜

塘市李左，进温肺散寒，咳减气平，食亦加餐。肺得下降之权，脾有健运之意，土旺金生，乃子母相生同治。

制半夏　淮山药　茯苓　炙草　生扁豆　苏子　五味

① 象贝：象贝母，又称浙贝、大贝。因产于浙江象山而得名。

② 尸：原无，据文义补。

③ 缓风：指脚气。

子干姜同打　牛膝炭　橘红　苡仁　款冬花　蒲桃

本城缪，二五，乳壅结，乳房胀痛，厥阴、阳明不通，势欲成痈。

蒲公英　黑山栀　茜根　桃仁　橘核　连翘　花粉　瓜蒌仁　丹皮　大贝　郁金　炒麦芽　葱白

本城席，十七，气分窒滞，胸脘不快。由情志拂郁而来，即是肝气之根。

制半夏　川朴　莱菔子　青陈皮　广郁金　赤苓　生香附　乌药　槟榔　白蔻仁

倪巷张，三十，大疟纠缠，营卫虚而正元不足，伏邪留恋，变端叵测。时常畏冷，阳虚显然。

桂枝　归身酒炒　白芍酒炒　白术　制半夏　橘红　茯苓　炙草　党参　牛膝　青蒿　制川附　生姜　大枣

胡墅王右，肝气甚者，脾土受克，健运爰属呆钝，强进面食，停结中宫。无形之肝木愈横，有形之积滞锢结，胃气失下行为顺之理。下既不通，必返于上，致中脘痞胀，呕汤吐食，心悸烦热，撤[①]夜不寐。经月以来，大解曾未一通，竟似隔症[②]一般，实难措手。《内经》谓治肝不

① 撤夜：彻夜，整夜。撤，通“彻”。

② 隔症：谓气塞阻隔之病症。

应当取阳明一法，通其下，开其上。为得应手方有好。

金沸草　代赭石　朱茯神　川连　瓜蒌仁元明粉一钱同打　制半夏　火麻仁　柏子仁　桃仁　炒枳实

另服更衣丸一钱。

沈巷赵左，痎疟有年。营卫藩离不固，秋暑外吸，寒热五日不解，咳嗽体痛。当舍本治标法。

鼠黏子　连翘　荆芥　前胡　枳壳　豆卷　杏仁　象贝　桑叶　橘红　防风　荷叶

合衙王，二十，咳减脉缓，肺邪渐化，尚少清肃下降之司。肺主皮毛司腠理，外来风寒，宜时时谨避。

白扁豆　云苓　归身　牛膝炭　炒苡仁　蜜炒桑叶　新会红[①]　花粉　知母　杜苏子[②]　碧玉散　枇杷叶炙　元参　芦根

大湖甸，十八，寒热类疟，势虽轻微，疟作后汗出肤冷，下部遗泄。此本质孱弱，虚邪内伏，还宜和散。

归身　白芍　制半夏　赤苓　青蒿　白薇　肥母[③]　炙草　川石斛　淡芩　黑栀　生姜　红枣

红心港郑，二五，疟邪无定，或间日或三日一至。风

① 新会红：广东新会所产橘红。

② 杜苏子：即紫苏子。

③ 肥母：肥知母。

寒客于营卫，暑湿深入阴络，非轻候也。

桂枝　制半夏　归身　炙草　草果仁　知母　柴胡　赤苓　滑石　决明　川朴　生姜　大枣

厅场郭，十五，疟邪久淹，正元虚，营卫弱，虽有伏邪深入，艰于外达。洁古[①]谓，养正则积自除，毋汲汲于攻克。

归身　桂枝　党参　焦白术　白芍　制半夏　陈皮　炙皮[②]　茯苓　滑石块　砂仁　淡子芩

窑上秦，二五，崩漏已止，白带未净，肝肾真阴由下而亏，奇脉空隙。

炙黄芪　鹿角霜　归身　煅牡蛎　焦白术　白芍　茜根炭　海螵蛸炙　陈皮　制香附　补骨脂炒　川断　鲍鱼片　蒲桃

琴川李，热处湿中，湿包热外，三焦混淆，邪机充斥，宗河间[③]分消法。

川桂枝辛温，入膀胱温经，去风　生石膏辛寒，入胃　猪苓苦甘，入肾膀胱，利水渗湿　茅术　赤苓　泽泻　寒水石辛咸，入肾，

---

① 洁古：即张元素，字洁古。金代医学家，易州（今河北易县）人。撰《脏腑标本药式》《医学启源》等。

② 炙皮：当作“炙草”。

③ 河间：即刘完素。金代医学家。河北河间县人。著有《素问要旨论》《宣明论方》《三消论》等。

凉血涤热　块滑石甘寒，入膀胱，发汗利小便　甘草　腹绒　通草　生姜　淡竹叶甘寒，清心，利小便

白鹿赵，少腹属肝，气分滞，血不调，经来不净，少腹滞痛，纳食作胀，从足厥阴治。

归身茴香五分，煎汁炒　白芍桂枝四分，煎汁炒　苏萝子①　炙草　制香附苦辛入肾，下气解郁　青陈皮　川楝子　延胡味辛，入厥阴　木香辛苦，入小肠，调气散滞　乌药辛温顺气

六圩埭李，时疠邪毒，内陷不达，起由霍乱，上吐下泄。刻下肢冷脉伏，症已棘手，厥变在即。

川连吴萸二分，泡潮炒　制川附　藿香　木瓜　苏叶　橘红　茯苓　益元散　於术　制半夏　槟榔　竹二青

胡市汪，寒饮内伏引动而作喘咳，子②后坐不得卧，肺壅气逆也。刻下正值发时，姑以泻肺涤饮法。

葶苈　法半夏　淡干姜五味子同打　茯苓③　橘红　苏子　炙草　款冬花　莱菔子　白芥子　杏仁　银杏　大枣

沙上朱氏，经阻十月，腹满攻痛如孕，两脉细涩，系寒凝血积，病名石瘕。夫石瘕生于胞中，故妨月事，姑以理气逐血，俟其动静。

---

① 苏萝子：娑罗子的异名。又名开心果。

② 子：即子时，夜半。

③ 苓：原作"芥"，据文义改。

紫丹参　红花　归尾　牛膝稍　桃仁　五灵脂　延胡索　楂炭　肉桂　泽兰　香附　马鞭草

琴川穆氏，外邪虽散，肝木未和。气滞则腹中攻痛，痰湿阻中，胃逆作呕，纳谷不旺。和中泄木理气化痰。

制半夏　白芍　吴萸　陈皮　金沸草　花苓①　西洋参　干姜　木瓜　归身　代赭石　佛手　广郁金　白蔻壳

钱左，霍乱之后，脾胃正气固伤，湿热下溜成痢。澼出红冻，腹不痛，但觉后重里急，邪伤营分居多。

东白芍　归身　木香　枳壳　红米炭②　地榆炭　紫丹参　独活　小毛莲吴萸汤汁炒③　炙草　楂肉炭　红扁豆花　荷叶　稻浆④

钱，湿热下陷，伤及营分，腹痛下痢纯红，宗洁古法。

制大黄　枳壳　茯苓　木香　红曲炭　槟榔　归身炭　独活　楂炭炒　干荷叶

姚氏，前进导滞清热燥湿之剂，肠澼止，腹痛减，湿热去，而气血渐和。虽入坦境，然中气素弱，易于溏泄。

---

① 花苓：即茯苓。
② 红米炭：即红曲炭。
③ 炒：原无，据文义补。
④ 稻浆：即用成熟的稻谷磨成的浆水，有清热健脾的功效。

近又秋燥伤上，微带咳嗽，当兼治为稳。

於术土炒　朱茯神　炙蒌皮　白芍　桑叶　苡仁炒　陈皮　半夏曲　淮山药　前胡　远志炭　砂仁　荷叶蒂　煨红枣

沈巷徐左，伏邪纠缠四旬。不谨食物积滞，湿热纠结不解，有汗热不清，面浮腹满，若不慎调，难许无事。

制半夏　川连姜汁炒　焦楂　鸡内金炙　全瓜蒌　制川朴　淡芩　槟榔　赤茯苓　江枳实　制茅术　泽泻　蔻仁　干佛手

朱左，湿热积滞下陷，由胃及肠，下痢红冻带水，腹不痛，后重里急，四肢浮肿。乃正虚邪盛，有鞭长莫及之虞。

东白芍肉桂四分，煎汁　丹参盐水炒　地榆炭　红曲炭　枳壳　醋炒归身　炙草　泽泻　独活　赤苓皮　木香　山楂肉炭　干荷叶

张左，左小腹漫肿，按之益痛，是湿毒结聚，势欲生疡。刻下秋燥上受，咳嗽牵引亦痛，肺络不宣也。姑拟和络通肺，候专科主持。

金沸草　归尾　炒桃仁　苏子　瓜蒌皮炒　杏仁　猩绛[1]屑　郁金　生苡仁　橘络　冬瓜仁　枳壳　丝瓜络

---

① 猩绛：新绛。

芦根

大竹园赵左，伏邪积滞相并，寒热如疟，有汗不能分清，热甚时当脐之四旁气攻作痛，气亦释，重按觉舒，乃肝郁气滞使然。散邪消积，并行不悖。

瓜蒌　枳实　广木香　带叶苏梗　青皮　楂炭　青蒿　槟榔　制川朴　采芸曲　叩仁①　茅根肉

江阴杨左，失血两旬。早上吐出色紫且殷，他时则红，腹中鸣而胸胁掣痛，脉涩舌白。此宿伤在络，气火冲斥也。

参三七　金沸草　桃仁　女贞子　制军炭　剪草②　橘络　老生姜　旱莲草　归尾　藕节　山楂花

南庄李氏，产后月余，曾下红冻，现在转为白冻，腹痛后重，寒热无定。乃表里之邪混淆，积瘀未净所致。

大白芍　肉桂　焦楂　槟榔　广木香　独活　赤苓　荆芥穗　柴胡　枳壳炒　炮姜　桔梗　荷叶　赤沙糖炒黏

沙洲朱左，胼胝劳碌，营卫亏，肢节疼楚，饮食失调，健运迟而中脘作胀，湿热甚矣，气分滞矣。生冷宜节，寒暄亦宜慎矣。

---

① 叩仁：白蔻仁。

② 剪草：又名四块瓦、土细辛等。

大豆卷　秦艽　焦楂肉　槟榔　炒枳实　泽泻　制川朴　苏叶　白蔻仁　青皮　木瓜　川羌活　酒炒桑枝

王左，耳鸣失聪，系水亏木旺，肾虚气衰之象。宗经旨上病治下法。

熟地灵磁石末四钱，拌打　杞子　白芍　菟丝饼　远志炭　黄柏盐水炒　炙龟板　肥知母盐水炒　党参　蔓荆子　黄芪盐水炒　沙苑子　归身　干石菖蒲根

苏州孙左，肃肺化邪，肺气渐畅，是以汗出遍，咳嗽减，已属佳境。惟疟后营卫交虚，腠理不密，当预防之。

旋覆花　牛膝炭　瓜蒌皮　橘红　光杏仁　苏子　南沙参　当归身　冬桑叶　前胡　赤茯苓　象贝　老生姜　红枣

老沙朱，三十，痛胀之余，气分必虚。近又头晕目眩，腰膂酸，乃肝肾中气不足也。

归身　白芍　杭菊炭　广皮　川断肉　杜仲　赤苓　焦术　萆薢　木瓜　香附　胡桃

合新街王女，寒热日作，风寒舍于营卫，踞于少阳，当以和解。

制半夏　柴胡　淡苓　炙草　草果仁　槟榔　楂肉　猪赤苓　神曲　桂枝　川朴　生姜　红枣

恬庄吴右，气郁邪伏，热不发越。脘胀，纳谷欲呕，不寐神烦，老年正气衰微，中满可虑。

川连吴萸炒　干姜　制半夏　青陈皮　广郁金　蔻仁　朱茯神　带叶苏梗　鸡内金　楂炭　炒枳实　佛手　生炒麦芽

周庄方右，大疟久缠，正虚邪恋，营卫交亏，扶正撤邪。

西洋参元米炒　於术土炒　茯苓　炙草　归身　东白芍　制半夏　青蒿　淡芩　陈皮　生姜　大枣

后园孙，三四，形瘦脉弱，四肢乏力，乃本元不足，虚怯之渐也。

大熟地　制半夏　茯神　归身　白芍　新会皮　怀牛膝　淮山药　麦冬　木瓜

江阴宋，夙有吐血，复发继即，伏邪纠缠，刻下虽有起伏，不能分清。脉象右关郁涩带数，左弦滑且大。舌根焦灰，中边色少精。杳不思谷，脘痛结痞，按之则痛。细审病情，体质素弱，伏邪深入，阴虚热灼，蒸逼营分，血与热搏，挟痰阻塞胃络，非传经入腑之邪可比。拙拟和络祛邪，取介虫灵动之品，深入营络，同气相求之意，未知有合于病情否？

生龟甲　煅牡蛎　桃仁　赤芍　麦冬　枳实　川广郁金　细生地　霍斛　蒲黄　五灵脂　益元散

路口桥下左，风热外侵，引动伏温，内外合邪，已经化火，充斥肺胃。气火有余，劫津焚液，热甚于里，上熏心肺，清窍为蒙，神识似清若昧，语言错乱无绪。气逆呛咳，胸膈刺痛，不能转侧，舌燥苔干渐灰，渴饮溲少，脉来右大于左。此时邪火正值鸱张，元神不克支持，转盼瓮干杯罄，风动堪虞。

川桂枝　石膏薄荷同打　瓜蒌仁　连翘　金沸草　朱云神　橘络　知母　甘草　兜铃　杏仁　白薇　竹茹　芦根

奚巷陈，二一，伏邪未清，脾胃未健，形寒内热，四肢乏力，和中祛邪并行。

焦白术　归身　白芍　焦肉炭　陈皮　赤苓　茅术炭　独活　砂仁　大腹绒　红枣

王家弄许，二二，伏邪寒热日作，虽能分清，未得大汗，伏暑散布，虑其转变。

制半夏　葛根　枳实　赤苓　淡芩　柴胡　连翘　焦神曲　川朴　槟榔　益元散　生姜　红枣

老宅钱，邪积相并，下陷成痢，腹痛下利，里急后重，胸闷呕恶。老年患此，大势极险。

潞党参　羌独活　赤苓　桔梗　楂炭　前柴胡　川连吴萸二分煎汁炒　炙草　枳壳　木香　炮姜　玫瑰花　鲜竹叶

鹿苑赵，五十，形寒内热，脘闷舌白，脉来郁数，湿热熏蒸，气机窒滞。当分利三焦，以化湿热。

制半夏　淡苓　蔻仁　枳壳　黑山栀　大腹绒　赤茯苓　橘红　白薇　木瓜　广郁金　泽泻　辰灯心　淡竹叶

横河张女，寒热类疟，有汗不能分清，热来口燥渴饮，舌白边红。伏邪渐化火，阳明少阳居多，还防转重。

制半夏　生石膏薄荷同打　茅术　淡芩　柴胡　甘草　白知母　猪赤苓　泽泻　滑石　老姜　红枣

港西祁，二五，通络肃肺，诸恙就退。惟纳后脾少健运，气络不宣，仍拟清肃肺金，以肺主一身气化也。

瓜蒌皮　炒桃仁　桔梗　炙紫菀　制半夏　杏仁　白芥子　川贝　延胡　茯苓　金沸草　姜汁　青葱

大石桥徐左，寒战热剧，状如疟象，每日早轻暮重。邪在少阳居多，宗和解法。

制半夏　苏叶　槟榔　赤苓　淡芩　柴胡　草果仁　炙草　川朴　制茅术　生姜　红枣

沈巷徐左，劳伤经络，血虚不营，少于灌溉。肩背节体疼楚，形寒内热，外邪兼受并作。

羌活　豆卷　荆芥　防风　秦艽　木瓜　赤苓　全归　苡仁　连翘　黑山栀　桑枝酒炒

徐庄缪，挥霍撩乱之后，继即发热，乃表阳未复之象，中气亦虚，致四肢困倦。

藿香　川朴　砂仁　木瓜　制半夏　赤苓　炙草　焦术　腹绒　苏梗　楂肉　白扁豆　降香

徐巷季，伏邪久蕴，气分塞滞，形寒内热，脘闷不饥，脉弦微数，邪机郁勃①，冀外透乃佳。

制半夏　橘红　赤苓　焦山栀　广郁金　炒枳实　淡香豉　苏梗　蔻仁　瓜蒌皮　白桔梗　佛手　姜汁炒竹茹

新庄季，滞②下虽减，湿热犹留，气分尚不通畅。肠胃之病，宜通不宜补。

制半夏　楂肉　木香　赤苓　腹绒　红枳壳　煨葛根　香附　砂仁　独活　归身　荷叶

江阴沙，三五，寒热虽止，脉犹带数，数为余热未净。湿浊素盛之体，一时未易袪散，再议分消淡渗。

制茅术　川朴　赤苓　陈皮　通草　腹皮　枳壳　黑山栀　猪苓　泽泻　木瓜　豆蔻　麦芽　佛手

泗港徐，二三，寒热夜剧，邪伏阴分，望其出表为顺。

制半夏　青蒿　淡芩　白薇　连翘　荆芥　赤苓　焦山栀　豆卷　羌活　橘红　通草　生姜

---

① 郁勃：郁结壅塞。

② 滞：痢疾。原作“带”，据文义改。

祁家巷祁，上焦脉道渐通，中部脾阳少健，火不生土，水饮内聚，纳食腹中即痛，阴盛阳衰之象。

焦白术　制川朴　茯苓　青陈皮　肉桂　远志炭　鸡内金　阳春砂仁　木香　炮姜炭　木瓜　干佛手　大腹绒　黑大枣

无锡练，十七，肝脾不调，血虚邪伏，寒热之余，脘闷不舒，气不通畅。

归身　白芍　焦於术　炙草　香附　炙柴胡　丹皮　黑栀　杭菊炭　薄荷　赤苓　生姜　大枣

司马桥倪，十九，寒热经久，两脉躁疾，防失血。

制半夏　熟石膏　知母　甘草　归身　白芍　瓜蒌皮　霜桑叶　杏仁　象贝　淡芩　稻浆

复诊：进凉解法，热势已轻，转方以①和中，参以彻邪。

川石斛　归身　白芍　地骨皮　青蒿　赤苓　炙甘草　泽泻　知母　焦山栀　瓜蒌皮　芦根

青草巷钱，劳碌受感触痧秽，吐泻之后，正气更亏，寒热无定，两脉细弦，慎调为第一。

制半夏　藿梗　焦术　赤苓　川石斛　杭菊炭　制小

---

① 以：原作“两”，据文义改。

朴[1] 陈皮 腹绒 枳壳 宣木瓜 当归身 老柷香 佛手

五接桥杨，胃寒气郁，脘痛作胀，脉迟舌白，温散正合。

高良姜 淡吴萸 青陈皮 制半夏 丹参 延胡索 广郁金 川楝子 合欢花 毕拨[2] 阳春砂仁 佛手

孟庄陶左，进甘露生津、和邪清热之剂，汗出未畅，热甚于内，脉来郁数，乃湿遏热伏，最难解散。

制川朴 连翘 猪赤苓 焦山栀 腹绒 知母 淡子芩 青蒿 益元散 泽泻 白薇 茅根

塘市李，身热有汗不解，脘胀作恶，小溲短赤不通，乃湿热蕴结，膀胱气化不宣，有癃闭之陷。

桂枝 白术 泽泻 炙紫菀 猪赤苓 连翘 黑栀 滑石 草稍 淡豆豉 淡子芩 灯心 木通 葱白

又，盐水炒黄柏 盐水炒知母 炙紫菀 泽泻 淡芩 猪苓 赤苓 光杏仁 醋炒升麻 麦冬 车前子 葧荠[3]苗

塘桥赵，病后原虚，气血并弱，阳虚则寒，阴虚则

① 小朴：川朴。
② 毕拨：荜茇。
③ 葧荠：荸荠。

热，每至晚而来。治以扶正，两和营卫。

西洋参元米炒　茯苓　於术土炒　归身　白芍　陈皮　制半夏　炙草　青蒿　山药　生地砂仁末拌炒　软白薇　生姜　大枣

福山浦，二七，伏邪渐化，脉静身凉，近日右小腹作痛，寒气入厥阴之络，治以温散。

归身　赤苓　木香　淡吴萸　党参　焦术　炙草　陈皮　木瓜　制香附　白芍　青皮　生姜　大枣

张家宕张，十八，室女，经候五月未通。面色黄瘁[1]，内热脘闷，腹中鸣响，水声濯濯，两脉弦，舌无苔。此气热血结，肝脾两伤，勿轻视之。

醋炒柴胡　归身　白芍　丹皮　红花　炒桃仁　制香附　生卷柏　泽兰　川芎　益元散　云苓　焦山栀　延胡索　茺蔚子

本镇周右，暑疟寒热，早宴[2]无定，脘闷咳嗽，邪阻肺胃，气机窒滞，法以宣通。

制半夏　赤苓　广郁金　枳壳　瓜蒌皮　象贝　制川朴　藿梗　益元散　杏仁　白蔻仁　老姜

① 瘁：憔悴，枯槁。

② 宴：通“晏”，晚。

北沙赵，二五，湿流关节，遍体、手足疼重，防风成痹。

大豆卷　威灵仙　全当归　苡仁　木瓜　左秦艽　羌独活　赤苓　西赤白芍[①]　刘寄奴　川断肉　宣红花　酒炒桑枝

沙洲顾右，血虚气滞肝不和，致腹痛腰疼，治以和中理气。

奎白芍　归身　炙草　制香附　枳壳　楂炭　炮姜炭　乌药　延胡　省头草　蔻壳

本城赵，十六，阴虚，暑湿外吸，肺胃清肃失司，内热少汗，脉来虚数，当体[②]治病。

陈香薷　白扁豆　赤苓　制半夏　荆芥　益元散　炒枳壳　川朴　白薇　黑山栀　青蒿　枇杷叶露　鲜藿香叶

老圩仲，三二，血崩后，营阴大伤，血不养筋，为遍体疼痛。近又暑风外袭，咳嗽，法当兼顾。

大豆卷　荆芥炭　前胡　鼠黏子　木瓜　归身　杏仁　杭菊炭　藿梗　赤苓　左秦艽　荷叶　酒炒桑枝

永仁圩候，食入不运，倾囊而出脘中，此必痰饮湿

---

① 西赤白芍：即西赤芍和西白芍。以四川西昌产者为最优。

② 体：后疑缺“从”。

阻，浊塞其间，格症之萌。

川连姜汁炒　枳实　党参　云苓　淡干姜　制半夏　乌梅去核　白芍　吴萸　橘红　川椒目　竹二青　伏龙肝二钱，泡汤代水

姚泾聂，初春产后不谨，风寒咳嗽，数月不止，咳于夜尤甚，若不急以散开达，深虑成损。

蜜炙麻黄　杏仁　甘草　苏子　花粉　前胡　牛蒡子　象贝　橘红　桔梗　白前　老姜　大枣

苏市桥赵，二七，寒饮久蓄，咳嗽历年，遇寒尤甚，炎暑亦作者，暑风引动也。

大力子　桂枝　熟石膏　橘红　瓜蒌皮　苏子　赤苓　生甘草　知母　款冬花　桑叶　牛膝炭

后庄王，暑秽积滞互结，中焦脘胀，纳食尤甚，内热，脉数，宜以外解内消主之。

川朴　枳实　槟榔　赤苓　瓜蒌　橘红　苏叶　莱菔　神曲　蔻壳①　生炒麦芽

另服藿正气丸三钱。

合新街孙右，投凉营导降之剂，血得下行，惟咳嗽依然，甚则气升欲呕，乃胃家尚多伏寒，血后咳嗽宜慎。

① 蔻壳：白豆蔻壳。又名白蔻衣。

制半夏　瓜蒌皮　苡仁　橘红　炒桃仁　牛膝炭　炙紫菀　南沙参　云苓　苏子　冬瓜仁　丝瓜络　竹茹　活水芦根

又，孙，前因胃寒腹痛，顿咳见红，经治后痛减血止，惟咳不除。肺家风寒内伏，髫龄之岁，久延非宜。

制半夏　炙草　炙紫菀　桔梗　橘红　炙百部　荆芥炭　白荷　云茯苓　花粉　苏子　炼白蜜

塘桥陈，十七，痎疟半载有余。刻下寒热日来，鼻衄屡见，营虚血热，肺胃气火有之。

荆芥炭　丹皮　旱莲草　细生地　花粉[①]　黑栀　牛膝炭　知母　茜根炭　青蒿　甘草　竹叶

东墩景，二三，外热已轻，内邪未化，脘中作胀，气机不畅，宗薛氏法。

酒炒归身　酒炒白芍　酒炒柴胡　炙草　赤苓　焦山栀　川楝子炒　香附　丹皮　荷叶　带叶苏梗　老生姜　大枣

永仁里丁，二二，投润肺撤邪法，咳嗽渐减，寒热已止。惟病起产后，八脉[②]交虚，一时断难见功。

---

① 花粉：天花粉。“花”，原作“茯”，据文义改。

② 八脉：奇经八脉之简称。

瓜蒌皮　前胡　葶苈　杏仁　归身　苏子　荆芥　牛膝炭　象贝　橘红　苡仁　冬瓜子　银杏　大枣

东门潘左，寒热五日，脉弦细数，舌厚黄罩灰，脘闷不舒。此伏邪积滞相并，势在方张。

制川朴　槟榔　黑山栀　豆豉　淡芩　焦炭　枳实　瓜蒌仁　青蒿　连翘　赤苓　制半夏　苏叶　茅根

沈巷徐左，气逆呃忒，降之平之。

旋覆花　醋煅赭石　制半夏　橘红　赤苓　姜汁炒川连　淡干姜　广郁金　公丁香　苏叶　柿蒂　炙甘草　紫豆蔻　竹茹　佛手

西门许左，和营理卫，扶正祛邪，寒热已止。刻下肢足少力，溲少，口燥，乃老年正虚亏，养正补虚为首务。

潞党参　於术　陈皮　制半夏　楂炭　云茯苓　川石斛　牛膝　炙草　泽泻　生姜　红枣

天官坊赵，六二，投运脾利气之剂，气机颇觉动流，中满亦得默运。脉象弦浮，老年脾阳呆钝，转方扶火生土调理。

制川附　於术　茯苓　陈皮　炮姜　泽泻　煅牡蛎　鸡内金　腹绒　香附　砂仁　佛手　省头草

东门陈，三七，劳碌中虚，阴分尤弱。热甚，于寐则心悸，舌干苔红，此内伤重而外感轻也。

细生地　辰茯神　白薇　干首乌　枣仁　鲜石斛　煅牡蛎　穞豆衣　青蒿　杭菊炭　白芍　上广皮　白蔻壳　合欢花

毛塘桥孙，十九，阴虚盗汗，经年以来，入冬尤甚，葆真为第一。

大熟地　蜜炙黄芪　煅牡蛎　天冬　云神　於术　五味子　拣枣净仁　远志炭　炙草　淮麦　红枣　制川附

西庄毛，二六，寒邪入肺，肺热喘咳，咳甚欲呕，形寒身热。先以温散逐寒，毋使邪留为幸。

蜜炙麻黄　杏仁　川朴　前胡　苏子　橘红　瓜蒌皮　象贝　荆芥　牛蒡　生姜　茅根　制半夏

江阴沙，内热未清，头晕昏重，上焦风温在肺，转方清理余邪。

荆芥　大力子　连翘　丹皮　杭菊炭　杏仁　桑叶　黑山栀　钩钩[①]　枳壳　薄荷

江阴朱，寒束于表，热郁于里，咳嗽喉痒，声音不扬乃[②]。

---

① 钩钩：钩藤。

② 乃：疑作“尔”。

牛蒡子　元参　桔梗　生甘草　花粉　焦山栀　象贝　杏仁　苏子　前胡　连翘　茅根　冬桑叶

本城徐，中虚未复，营卫未和，由伏邪病后，最多复病。宜扶正固本，以善其后。

潞党参　於术　茯苓　炙草　归身　白芍　牛膝　怀山药　陈皮　杞子　巴戟肉　桑椹子　胡桃

东门孙，阴虚未复，内热燔灼日蒸，劳则尤甚，久热不化，穷必及肾。宗[①]经旨阴阳并补。

蛤粉炒阿胶　生白芍　天冬　炙黄芪　麦冬　炙草　煅牡蛎　朱云神　枣仁　地骨皮　淡菜[②]

宁北张，进运脾生金法，诸恙均退。惟高年中虚，金水两亏，上下不能兼顾，宜治其中。

潞党参　麦冬　五味子　淮山药　干姜　茯苓　上广皮　白芍　白扁豆　川石斛　炙草　胡桃

七里庙张，十八，去秋伏邪，早投补剂，营未能和谐，致寒热不时举发。诵读吟咏，亦动肝肾，虚阳易于上逆，治当和中潜阳。

制半夏　龟板　盐水炒黄柏　砂仁　天冬　东白芍

---

① 宗：原作“家”，据文义改。
② 淡菜：即贻贝肉。又名壳菜、红蛤珠菜。

远志炭　炙草　煅左牡蛎　玉竹　莲心　朱云神

东门孙，热势至夜必发，阴虚无疑，叠进补阴，小愈复作。一由调摄不善，一由正虚邪伏。

炙鳖甲　麦冬　火麻仁　楂炭　煅牡蛎　炙草　川桂枝　木香　蛤粉拌炒阿胶　炙龟板　大生地　生姜　红枣

鹿苑留，投截疟法，寒热之势已轻，中脘之痛亦止，惟伏邪深入三阴，还当从阴引阳法。

归身　草果仁　炙鳖甲　炙草　於术　淡苓　柴胡　制半夏　东白芍　蝉衣　青皮　陈皮　生姜　红枣

塘桥汪，十五，痎疟发于辰戌丑未日，属于太阴疟。脉之弦大带数，少阳邪炽，木旺克土，乘此春升之令，因其势而达之。

潞党参　野於术　云苓　炙草　醋炒柴胡　归身　制半夏　东白芍　知母　陈皮　木贼草　生姜　鲜首乌　红黑枣

徐市孙，十八，疟邪止而复来，少腹痛而经汐未通，此必气滞血积，与邪并炽，胶结不解。宗木郁则达之，佐以行瘀。

醋炒柴胡六分　全归二钱，炒　京三棱三钱，醋炒　蓬莪术二钱，醋炒　土炒冬术一钱五分　酒炒白芍二钱　云苓三钱　生香附三钱　炙黑甘草四分　泽兰叶二钱　宣红花八分　生姜五

分　大枣两枚

郙市钱，湿火下注，阴络损伤，下渗便血久延，有痔瘘漏之患。

野於术一钱五分，炒　醋炒川连六分　地榆炭一钱五分　槐米炭一钱五分　枳壳一钱五分　粉萆薢二钱　酒炒归身二钱　生白芍一钱五分　赤茯苓三钱　木香六分　干荷叶一钱五分　十大功劳叶二钱

老宅钱，疟邪渐轻，脉尚虚滞，面黄色滞，汗多力怯，缘脾虚湿困，阳气式微，阴浊用事故也。

东白芍　土炒於术　酒炒归身　炙草　焦楂　茵陈　朱云神　炮姜炭　生炒谷芽　腹皮　泽泻　苡仁

塘市李，胃逆气滞，肝木顺乘侵侮，致中脘痞闷，拟理气和中，泄木佐之。

制半夏　苏梗　木瓜　枳实　砂仁　小毛川连吴萸二钱，煎汁拌炒　鸡内金　陈皮　白芍　藿梗　省头草　玫瑰花

陈墅金，清热养阴，下血已止，腹痛未除，内热作渴，肝脾不和也。

东白芍　炙草　酒炒当归　楂炭　杜仲　粉萆薢　江枳壳　香附　土炒於术　乌药　乌梅肉　荷蒂

沙上王，进保和法，邪积内热颇轻。肺气仍然满逆而

不降，喘咳不能左卧，乃邪实于上，积滞于中，幼稚质弱，还防变端。

葶苈　杏仁　冬瓜子　苡仁　鲜沙参　瓜蒌皮　苏子　云苓　桑白皮　甘草　金沸草　黑大枣　活水芦根

南门童，身热夜甚，咳嗽，胸胁痛，夜卧不宁，谵语喃喃。此邪甚正虚，势在方张。

连翘　朱云神　黑山栀　杏仁　旋覆花　前胡　荆芥　白薇　瓜蒌皮　象皮　枳实　灯心辰拌　合欢花

虎龙圈席左，暑风引动伏寒入于肺，肺壅气逆喘咳，面浮足肿，太阳气化不行，肺失下降之权，致见症若斯。

葶苈　五味子干姜同打　杏仁　益元散　白芥子　橘红　苏子　莱菔子　赤苓　瓜蒌皮　川桂枝　银杏

引，大枣。

石水洞钱右，咳嗽经月，咳甚欲呕，脘闷气逆，重身，恐子嗽[1]之累。

瓜蒌皮　前胡　橘红　荆芥　赤苓　金沸草　炙甘草　杏仁　象贝　元参　薄荷　杜苏子　炒枳壳　竹茹　鲜荷叶

黄家桥黄右，暑风外袭，引动伏邪，咳嗽气逆，头晕眩，肝阳亦亏，由劳碌伤中致之。

① 子嗽：妊娠咳嗽。

女贞子　前胡　茯苓　制半夏　橘红　荆芥　杭菊炭　苏子　桑叶　瓜蒌皮　益元散　生姜

合新街徐右，虫积腹痛是宿疾，咳嗽吐血乃新疴，暑风袭肺，童稚不宜久延。

炙紫菀　茜根炭　益元散　杏仁　牛蒡　前胡　杜苏子　黑山栀　荆芥炭　白前　象贝　花粉　冬桑叶

合新街孙，劳伤咳嗽，近发日甚，咳伤络，更吸暑扰动阳络，陡然失血盈盆，脉来浮芤，防血上溢。

鲜生地　桃仁　茜根炭　穞豆衣　益元散　前胡　制军炭　苏子　牛膝炭　荆芥炭　炙紫菀　芦根

本城赵，体质薄弱，不耐热蒸，纳食少进，内热带咳，脉虚微数，仿东垣法。

白扁豆　益元散　赤苓　女贞子　腹绒　黑山栀　醋炒半夏　大杏仁　连翘　肥知母　陈皮　青蒿露　枇杷露

定心圩倪右，肝脾两亏，血不养筋，为遍体酸疼，头眩眼花。气机不和，为脘闷若胀。带下过多，奇脉亦属空隙。

鹿角霜　归身　白芍　沙苑子　香附　陈皮　朱云神　木瓜　黄柏脂　补骨脂　砂仁　杭菊炒　蒲桃

东庄郁，产后伤及八脉，肝肾因之虚耗。腹中无日不痛，脘闷杂，心中荡漾[1]，经候前后不一，气血亦属不和。

丹参　归身　炮姜炭　肉桂汁炒白芍　制香附　川芎　红花　台乌药　醋炒延胡索　制半夏　萸肉炭　玫瑰花

合新街张左，积受外感，蕴崇[2]于肺，肺逆致咳，痰带醒秽，肺热可知，久延防痈。

葶苈　冬瓜仁　桔梗　连翘　桃仁　生甘草　象贝　黑山栀　苡仁　瓜蒌皮　芦根　大枣

七圩港季右，头晕，鼻流黄水，咳嗽又兼脘痛。思高巅之上，惟风可到，拟散之，先治其上。

南沙参　川芎　淡芩　甘草　薄荷　苍耳子　天花粉　白芷　防风　辛夷　钩藤　净连翘　鲜苋叶[3]

金巷金太，积郁伤中，肝胃横逆，逆则但升不降，饮食入口即出。四旬以来，一味涎沫上壅，有出无入。况年近古稀，正元渐亏，胃精日损，格证已成矣。拙拟苦温以制肝之逆，苦辛以通胃之阳。

吴萸炒川连五分　台人参二钱　淡干姜五分　制半夏一钱五分　枳实一钱五分　真交趾桂[4]四分　川椒目三分，炒　云茯

---

① 荡漾：起伏不定，意为烦躁不宁。

② 崇：通“充”。充满。《仪礼·乡饮酒礼》：“主人坐，奠爵于序端……崇酒。”郑玄注：“崇，充也。”

③ 鲜苋叶：指新鲜茭白叶。

④ 交趾桂：指产于交趾（今越南北部）的肉桂。

苓三钱　紫石英八分　大枣二个

蒋桥钱右，两脉细弦而滑，一索可征。腰酸腹痛下坠，属肝脾两亏之象，而胎气不安也，和中理气安胎主之。

东白芍一钱五分　归身一钱五分　砂仁八分　枳壳一钱五分　苏梗一钱五分　生杜仲二钱　土炒於术一钱　小朴一钱　酒炒芩一钱　藿香一钱　建莲心[①]三钱　白苎麻一钱五分

本城徐左，脾阳未旺，肝肾两亏，头晕目眩，宗经义下虚则上实之旨，仿此立方。

於术　甘杞子　陈皮　茯神　沙苑子　灵磁石　归身　炙甘草　党参　砂仁　大白芍　蒲桃

新庄吴左，脉虚细，心中嘈[②]杂，腹中鸣响。此心脾营阴内亏，食物不甘，中土脾阳少健。

丹参　土炒於术　炒枳实　柏子仁　秫米炭　郁金　远志炭　炙草　辰茯神　白芍　制半夏　砂仁　老柷香　煨红枣

本城俞左，两脉弦大且数，寒热类疟，咳嗽痰黏，舌白带腻。此伏在膜原半表半里之间，宗吴氏法加减。

---

① 建莲心：指产于福建建宁的莲子心。

② 嘈：原无，据文义补。

制川朴　槟榔　炒果仁　知母　淡芩　益元散　赤茯苓　杏仁　枳实　青蒿　前胡　象贝母　老生姜　红枣

塘市陈，雨①淋受寒之邪射肺，形寒内热，咳嗽喉痒。方书谓形寒饮冷则伤肺是也。

蜜炒麻黄　杏仁　生甘草　前胡　苏子　象贝　荆芥穗　赤苓　桑叶　黑山栀　生姜　红枣

东庄郭，转筋霍乱之后，肝脾扰攘②之余，中土健运未苏。

制半夏　木瓜　蔻仁　炒苡仁　焦白术　白扁豆　藿香梗　佛手　橘红　小朴　炙草　赤茯苓　省头草

白鹿张右，水不涵木，肝阳挟火上冒，状如中气从少腹上冲胸脘，上犯清空，猝然昏晕，不省人事。病由情志拂郁而来，日后有类中之弊。

制首乌四钱　天麻一钱五分　酒炒白芍一钱五分　紫石英五钱　广郁金一钱五分　灵磁石四钱　橘红一钱　酒炒归身一钱五分　炒枳实一钱　云茯神三钱　半夏曲一钱，炒　红枣二个　姜汁炒竹茹一钱

本城丁，失血有年，屡作屡止，宜以丸剂调之。

---

① 雨：原作“两”，据文义改。
② 扰攘：扰乱，纷乱。

大生地捣碎，灵磁石研末拌炒，三两　女贞子旱莲草一两五钱，黄酒少许，同蒸晒干，二两　茜草根炒炭，一两　归身醋炒黑，一两五钱　阿胶蒲黄拌炒，二两　淡秋石五钱　金花香附醋炒，一两六钱　北沙参元米拌炒，二两　紫丹参盐水炒，二两　生锦纹大黄韭菜根汁拌，蒸晒，二两　东白芍生晒，一两五钱　地鳖虫酒醉，十只　净血余灰一两五钱

本城陈，湿热化火，下陷二肠，伤及营阴，澼出纯血，后重不爽，两月不止。年近古稀，不可忽视。

醋炒川连五分　红米炭一钱五分　地榆皮一钱五分　楂炭三钱　酒炒归身一钱五分　酒炒白芍一钱五分　炒枳壳一钱五分　木香八分　炙黑甘草四分　蜜炙紫菀一钱　延胡一钱五分　荷叶一钱五分

张市周左，暑湿下注成痢，痢减生疡，疡散之后，复又转痢。其邪由经入腑，由腑入脏，一层渐深一层，阴液之耗不待言矣。肺与大肠表里相通，大肠主津，津虚则邪火上炎，致咽嗌红痛，艰纳汤水，且中脘弥漫，气抑不舒。际此上下交征，中无抵柱，何恃而不恐，勉拟一方备参，未议速候明者早酌。

杜阿胶蛤粉拌炒　人中白　元参　鼠黏子　大白芍　桔梗　蜜炙桑叶　笕麦冬　甘草　淮山药　鲜沙参　荷蒂　鸡子白冲　白陈仓米

苏州夏右，两脉虚弦，寸部数大中虚，气郁肝阳，时

复上升，击动阳络。屡经失血，不时轰热凛寒，心烦足肿，口甜舌红，乃心阴素弱。脾家复多湿热，病机夹杂，息心静调为贵。

羚羊片　女贞子　旱莲草　丹参　白薇　茜根炭　广郁金　煅牡蛎　朱云神　沙苑子　柏叶炭　穞豆衣　白残花

乌墩钱氏，肝肾两亏，血虚不荣脉络。头晕耳鸣，心悬不寐，腰酸下带，皆奇脉空隙，精血内损故也。

大熟地酒蒸，四两　大有芪[①]蜜炙三两　归身酒炒，二两　大白芍二两　法半夏一两五钱　甘杞子二两　朱云神二两　陈皮炒，一两　潞党参三两　於术土炒，二两　煨天麻一两　龙齿二两　酸枣仁二两　淡天冬二两　杜仲二两　觅麦冬二两　沙苑子一两五钱，盐水炒　柏子霜一两五钱　远志炭六钱　川断盐水炒，二两五钱　萸肉炭一两五钱　樗根皮[②]炙，一两五钱　淮山药一两四钱　龟鹿胶一两五钱　阿胶二两　炼白蜜四两　收成膏。

江阴季左，流疡虽散，湿热阻于脉络未经驱净。又兼平昔多郁，气机窒滞，寒热类疟，日重日轻，脘闷心悸，咽中气抑，状如炙脔[③]，咯之不出，咽之不下，俗名梅核气也。

---

① 大有芪：黄芪。

② 樗（chū 出）根皮：臭椿根皮。

③ 炙脔（luán 峦）：干肉。喻堵塞在病人咽喉中的痰涎。

老川朴　川连吴萸汤汁炒①　苏叶　制半夏　橘红　桔梗　煅牡蛎　蔻仁　石决明　朱云神　白芍　川贝　枇杷叶　竹茹

后园缪左，神识昏蒙，语言错乱，遗尿遗矢②，两脉无神，乃温邪逆入胆中，痰火内闭，厥变在即。

朱茯神　远志炭　陈胆星　焦山栀　真川贝　白薇　石决明　连翘勿去心　朱麦冬　橘红　广郁金　丹皮　石菖蒲　辰灯心

复诊：火势虽松，神志未定，遗尿不知，妄言乱语，痰火扰乱神识，其症尚在险途。

云茯神　生龙齿　远志炒炭　左牡蛎　川贝　胆星陈　龙胆草　广郁金　连翘　焦山栀　白薇　橘红　竹茹　青果③　合欢花

福山崔右，产虚不复，营卫亏而寒热纠缠，肝肾弱而淋漓赤白。近又食物不节，腹痛下泄，后重不爽，气滞脘闷，病机夹杂，善调无变则吉。

归身　白芍　木香　楂炭　淡吴萸　独活　枳壳　腹绒　炮姜　川朴　蔻仁　制香附　荷蒂　老芦卜根④

---

① 炒：原无，据文义补。
② 矢：原无，据文义补。
③ 青果：即橄榄。
④ 芦卜根：萝卜根。

惠右，去冬温邪扰攘之余，留邪在肺。肺逆致咳，咳嗽纠缠不已，气逆痰黏，所去极多，津液悉化顽痰，形肉因之消耗，寒热无定，纳食不旺。脾土又少生化之权，久病以胃气为本，土旺金生，为老年久嗽议治。

南北沙参　牛膝炭　朱云神　制半夏　麦冬　五味子干姜同打，八分　橘红一钱　金石斛三钱　冬瓜仁三钱　生苡仁四钱　海浮石二钱　苏子二钱　沉香八分　木蝴蝶四分　核桃二枚

钱幼，热痰内闭，窍秘神蒙，语言错乱，起卧不安，脉象不调，症属棘手。

连翘　生大黄　焦山栀　广郁金　芒硝　金瓜蒌　杏仁　远志炭　薄荷　生甘草　炼蜜冲　竹叶

减方去大黄，加朱云神、白薇、丹皮、豆豉，牛黄清心丸一粒，薄荷汤下。

庞左，神识少慧，咳嗽痰黏，耳聋不闻，邪火充斥，势有内陷生变。

鲜生地　连翘　瓜蒌仁　生枳实　广郁金　知母　制僵虫　杏仁　黑山栀　丹皮　白薇　赤芍　朱砂拌灯心　芦根

宋右，产后五朝，寒热下痢。腹痛里急后重不爽，澼出白冻杂血水，昼夜无度，恶露全无。脉右弦数，左细涩

不和，且杳[1]不思物，呕恶特甚，湿热有上冲之势，症在险途。

人参　羌活　独活　炙草　前胡　柴胡　枳壳炒　广木香　桔梗　赤茯苓　楂炭　川芎　生姜煨　干荷叶　炮姜炭　陈仓米绢包

钱右，久咳不已，三焦俱虚，气浮于上，肾少摄纳，纳食少味，是三[2]焦病也。刻下寒热无定，舌白少聚，脉来浮大空搏，津液被气火煎熬，肺燥特甚。宗经旨上病治下，不越乎子母相生同治。

大熟地蛤粉炒　麦冬盐水炒　牛膝盐水炒　山百合　朱茯神　白芍　炙紫菀　天冬　新会红盐水炒　淮山药　北沙参　五味子蜜炙　胡桃生姜一钱，同打

又，去沙参、五味，加洋参元米炒。

孙右，经汐落后，来时腹痛腰酸淋浊，两脉虚涩，乃肝脾营阴内亏，气不摄血之症。夫女子以肝为先天，从乙癸同源之议。

归身　丹参　海螵蛸　鹿角霜　白芍　香附　阿胶蒲黄炒　牡蛎煅　枸杞子　茜根炭　绵芪　蒲桃

陆左，病经两旬，于内热甚，耳聋神呆，心中烦热不

① 杳：原作“查”，据文义改。
② 三：原无，据文义补。

卧，脉至数大，症势极险。

羚羊片　丹皮　枳实　赤芍　朱茯神　朱砂染灯心　石决明　黑山栀　白薇　连翘　广郁金　生鳖甲　橄榄

徐右，春温候外，邪火熏灼，津液内枯，身热有汗不解，舌黄干灰，边赤绛，心烦不寐，肢体疼楚，身布赤疹，防陷变幻。

鲜生地　鲜沙参　丹皮　赤芍　茯神朱茯神　黑山栀　大麦冬　瓜蒌皮　白薇　连翘　茅根　芦根　甘蔗汁

又，去沙参，加鲜石斛、杏仁、知母。

钱左，时邪扰乱，头晕呕逆，心神暴燥，脉象不调，厥变在即。

制半夏　槟榔　藿梗　赤苓　荆芥　炒枳实　制川朴　淡芩　橘红　蔻仁　淡豆豉　苏叶　紫金锭　降香

林左，温邪充斥三焦，灼热咳嗽，气升呃忒，二便不通，且少腹高如垅瓦①，是膀胱气化失司，病机夹杂难兼顾。

瓜蒌皮　桂枝　猪赤苓　焦山栀　淡子芩　川黄柏　白术　车前子　南沙参　炙紫菀　甘草稍　泽泻　淡竹叶　蝼蛄酒洗，五只

---

① 垅瓦：喻凸起貌。

陶左，神识已清，身热外重，胸布丹疹，邪火有外达之机，头重，两额岑痛[1]，系太阳经之邪，壅遏所致也。

荆芥　鼠黏子　羌活　防风　连翘　淡豆豉　蝉衣　焦山枝　钩钩　槟榔　橘红　采云曲　竹茹　茅根

谭女，病经一月，失于调养，遍体浮肿，状如水气，大腹䐜胀[2]，拼攻作痛，脉至细涩，经阻不行，症势极重。

川桂枝　炮姜炭　枳实　制川朴　泽泻　腹绒　小青皮　炒桃仁　丹参　赤苓皮　制军　佛手　陈香橼　交趾肉桂

杨左，夙有肝郁，肝脾偏胜已久，初春痛呕之余，脾胃益以困顿。经月以来，杳不思谷，胸脘反觉痞满，大便三旬未解[3]，脉至细弦迟涩。据此脉症参之，是一派阴浊凝冱[4]，清阳不能上升，即所谓地气上加于天也，当空阴霾必散，仿喻氏刚多柔少扶火生土之议。

制川附八分　洋参一钱　於术一钱，枳实七分炒　茯苓三钱　广皮一钱　上肉桂五分　白芍三钱　远志八分，去心炒　半夏一两五钱，醋炒　伏龙肝三钱

煎汤代水。

---

① 岑痛：闷痛。

② 䐜（chēn 抻）胀：胀满。

③ 解：原无，据文义补。

④ 凝冱（hù 户）：结冰，冻结。

张左，邪火虽退，津液未复，舌苔红刺，口唇微肿，心脾郁热未清，寐有错言，乃心阴亦亏也。

细生地　白薇　黑山栀　合欢花　丹皮　远志炭　鲜石斛　知母　朱茯神　天花粉　甘草　紫金锭　嫩芦根

又，去远志，加麦冬、玄参。

朱左，少腹高突垅起如阜[①]，小便不利，大便不行，气逆呃忒，此膀胱气化不宣，湿热下注使然。

生於术　瓜蒌　桂枝　猪苓　泽泻　赤苓　川黄柏盐水炒　大腹皮　知母盐水炒　肉桂　橘红　紫菀蜜炙　车前子　淡竹叶

又，照方去黄柏、知母、肉桂，加鲜沙参、麦冬。

陶左，内外热势未化，寐中时有谵语，脉象左部弦大，阳明厥阴邪火犹炽，还宜清二经余邪，更须布瘖则吉。

羚羊片　鲜生地　黑山栀　连翘　丹皮　鼠黏子　朱茯神　白薇　淡苓　赤芍　广郁金　白知母　芦根　朱砂拌灯心

蔡左，头面肿势渐退，两耳不闻，乃风毒上攻未化。大便溏泄，亦属邪火下泄之象。

荆芥　连翘　枳壳　马勃　薄荷　赤芍　青蒿　白薇

---

① 阜：土山。

丹皮　银花　花粉　钩钩　苦丁茶

王左，温邪充斥肺胃，咳嗽痰黏，胸胁掣痛，灼热无汗，心胸燔逆，烦躁不安，脉来弦数。邪火正在鸱张，望其邪达、汗达、疹布为幸。

葛根　石膏薄荷同打　瓜蒌皮　杏仁　大力子　白薇　象贝　前胡　豆豉　连翘　黑山栀　甘草　茅柴根肉①

惠左，神识昏默，倦卧不语，头多汗，脉弦滑。此邪火夹痰，火蒙心窍，或时遗溲不知，大势难许无变。

生鳖甲四钱　广郁金一钱五分　桃仁二钱　郁李仁酒炒，二钱　青礞石醋煅，四钱　陈胆星一钱　酸枣仁三钱　白薇一钱五分　远志炭一钱　净蝉衣八分　生枳实一钱五分　石菖蒲根八分　活地鳖虫酒醉，十只

① 茅柴根肉：即白茅根，又名茅草根。

卷　二

吐　血附鼻血

姜左，始而吐血，既而痰中带血，两旬甫止。刻下喉燥，气逆呛咳不已，脉虚弦，舌薄红。阴液素弱，虚邪逗留，亟宜慎寒暖，节恼怒，息心静调，庶可霍然。

阿胶蒲黄炒，一钱　牛蒡子二钱　叭杏仁去尖打，三钱　蜜炙兜铃八分　花粉三钱　桑叶蜜炙，一钱五分　黑山栀二钱　炙甘草五分　蜜炙紫菀一钱　橘红一钱　川贝一钱五分　枇杷叶去毛筋蜜炙，两片　白糯米绢包，四钱

又，投钱氏润肺生津，为邪留肺燥致咳而设，迩来①内热已减，咳势颇轻，惟从血后而得，当加意调摄。

杜阿胶蒲黄炒，二钱　花粉三钱　牛膝炭三钱　元参二钱　云茯神三钱　南沙参二钱　紫菀炙，一钱五分　橘红一钱　生苡仁五钱　川贝母一钱五分　紫蛤壳五钱　桑叶蜜炙，一钱　枇杷叶去毛筋炙，两片

卢，春间温邪之后，邪留未清，益以调摄不慎，咳嗽曾经见红，经水愆期，脉虚数，乃正虚邪恋，防入损途。

苏子炒研，二钱　前胡一钱　大熟地三钱　南沙参一钱五分　上广皮一钱　枳壳炒，一钱五分　归身酒炒，一钱　广木香五分

---

① 迩来：近来，最近。

制半夏一钱五分　东白芍酒炒，一钱　葛根八分　川芎五分　桔梗八分　生甘草三分　红枣两个　枇杷叶去毛筋蜜炙，八分

钱，近日秋燥，上逆咳呛更甚，吐出纯红。诊脉两寸弦大，舌红少苔，乃肺燥液亏，阳络损伤，先治其上。

阿胶二钱，蛤粉拌炒　牛膝炭三钱　元参二钱　花粉三钱　黑山栀二钱　苏子炒研，二钱　旱莲草二钱　紫菀炙，一钱　茜根炭一钱　鲜生地六钱，洗打　梨肉一两　女贞子三钱

又，左，两脉虚濡微弦，自觉肢体乏力，失血后肝肾不足，阳络损伤。议以肝肾并补，尤宜善自调摄。

潞党参二钱　云神三钱　野於术土炒，一钱五分　炙草四钱　归身酒炒，一钱五分　大白芍酒炒，一钱五分　橘仁[①]一钱　长牛膝盐水炒，二钱　女贞子三钱　旱莲草二钱　淮山药土炒，三钱　泽泻二钱　蒲桃两个　酒炒桑叶四钱

又，丸方

北沙参元米拌炒，二两　女贞子蒸，二两　旱莲草生晒，一两五钱　醋炙鳖甲二两　血余炭一两四钱　锦纹大黄生切用韭叶汁拌，九蒸九晒，二两　茜根炭一两四钱　长牛膝一两四钱　云茯神二两　生白芍一两　紫丹参盐水炒，一两　阿胶蒲黄拌炒，一两八钱　沙苑子炒，二两　小蓟炭一两五钱

用穞豆衣二两，藕节十枚，煎汤泛丸。

---

① 橘仁：据文义当作“橘红”。

夏，伏邪未已，又感秋燥，咳嗽见血，喉痛声嘶，乃金实无鸣[①]也。

牛蒡子三钱　甘草四分　桔梗一钱　象贝二钱　连翘二钱　苏子二钱　瓜蒌皮炙，二钱　前胡一钱　杏仁三钱　元参二钱　赤苓三钱　桑叶一钱

朱右，咳嗽经久，不时见血，胁痛不寐，心肝邪火内炽，阴血耗损，静调为嘱。

金沸草绢包，二钱　橘络一钱　朱茯神三钱　茜根炭一钱　杏仁三钱　荆芥炭一钱五分　炒枳壳一钱五分　前胡一钱　瓜蒌皮二钱　冬瓜仁打，三钱　苏子炒研，二钱　丝瓜络一钱五分　芦根一两

又，左，热势早轻暮重，有汗不能分清，陡然吐血，谅夙血瘀在络症，勿久延。

荆芥炭一钱五分　桑叶一钱　杏仁三钱　黑山栀二钱　鼠黏子二钱　青蒿一钱五分　软白薇一钱五分　赤苓三钱　枳壳炒，一钱五分　肥知母一钱五分　连翘二钱　茅根四钱

周，咳嗽经年，中秋即陡然失血。刻下喉燥即咳，脉来虚数，症非轻候。

茜根炭一钱　小蓟炭一钱　牛膝炭三钱　阿胶蛤粉拌炒，二钱　知母二钱

---

① 鸣：原无，据文义补。

邹左，两脉细数，舌刺红无苔，咳逆，曾经见红，形瘦色枯。虽系风寒，而起因而持久，精血残惫，上损及下，治肺无益。

杜阿胶蛤粉拌炒，二钱　牛膝炭三钱　炙龟板四钱　橘红一钱　云茯神三钱　南花粉三钱　女贞子三钱　生苡仁三钱　知母盐水炒，一钱五分　黄柏盐水炒，一钱五分　大熟地四钱　猪脊筋[①]酒炒，半条

王，去秋失血之后，咳嗽纠缠，气逆为喘，两脉细数少神。乃金水两亏，入损难免。

阿胶蛤粉炒，二钱　川贝母一钱五分　牛膝炭三钱　花粉三钱　橘红一钱　苡仁一钱　南北沙参二钱　云茯神三钱　冬瓜仁打，三钱　苏子炒研，二钱　海浮石一钱五分　木蝴蝶三分　枇杷叶去毛筋炙，两片

孙，金水两亏，咳嗽气逆，不时失血，望六之年，虽无性命之忧，有终年之累。

牛膝片三钱　女贞子三钱　旱莲草二钱　苏子二钱　炙紫菀一钱　瓜蒌皮二钱　粉前胡一钱　云茯神三钱　川贝母一钱五分　南花粉二钱　新会皮一钱　银杏打，七粒

赵，季夏木火当旺，阳升血溢，曾经数次，幸不嗽。此阳络损伤，积瘀在络，戒恼怒节劳为嘱。

---

① 猪脊筋：猪脊髓。

女贞子三钱　白扁豆生打，四钱　旱莲草二钱　黑山栀三钱　血余炭二钱　桃仁打，二钱　剪草一钱五分　石决明八钱，先煎　益元散四钱，荷叶包　扁柏炭一钱　制军炭七分　降香二钱

李，两脉虚大微数，寒热无定，咳经见血，食少气浅。乃营卫失和，脾肺交虚之象。

白扁豆四钱，生打　牛膝炭三钱　女贞子三钱　云茯苓三钱　苏子炒研，一钱　益元散荷叶包，四钱　炙紫菀一钱　紫丹参一钱五分　川石斛三钱　前胡一钱　新会皮一钱　象贝母二钱　丝瓜络一钱五分　红枣两枚

范，两寸脉弦大且搏，咳嗽两载，曾经见血，咳痰浓厚，从痧后得之，恐入损途。

苏子二钱　象贝三钱　杏仁三钱　苡仁四钱　瓜蒌皮二钱　橘红一钱　紫菀一钱　前胡一钱　荆芥一钱五分　赤茯苓三钱　枇杷叶两片，去毛筋炙

曹左，喘咳两月，曾经鼻衄后咳嗽，纠缠不瘥。近又暑邪犯肺，咳剧鼻血，又发肺逆，阳络损伤，非轻候也。

葶苈子炒，八分　黑山栀三钱　苏子炒研，一钱　杏仁三钱　炙紫菀一钱　瓜蒌皮二钱　牛膝炭二钱　川贝一钱五分　白前一钱　益元参[1]四钱，荷叶包　茜根炭一钱　丝瓜络一钱　芦根一两

孙幼，阴分不足，内热易生，咳呛口鼻出血，肺金益

---

① 参：疑作“散”。

弱，暑风上犯有之。

荆芥炭一钱五分　连翘二钱　花粉三钱　杏仁三钱　川贝一钱五分　鼠黏子二钱，炒研　炙紫菀一钱　前胡一钱　知母一钱五分　益元散四钱，荷叶包　冬桑叶一钱　枇杷霜一两

曹右，参脉两寸浮大，喉间气抑如梗，痰中见血，两胁板痛，此气火有余、肝肺两经不调，静摄为要。

瓜蒌仁三钱　旋覆花二钱，绢包　川贝母二钱　杏仁三钱　花粉三钱　炙紫菀一钱　益元散四钱，荷叶包　茜根炭一钱　黑山栀二钱　元参二钱

卞左，先吐血后衄[1]，营虚则内热易生。刻下面黄力怯，心悸头晕，乃虚黄[2]之候。

生白芍一钱五分　生苡仁三钱　朱茯神三钱　牛膝二钱，酒炒　焦白术一钱　木瓜一钱　紫丹参一钱，酒炒　柏子仁二钱　粉萆薢二钱　橘红一钱　川石斛三钱　杭菊一钱五分，炒炭　制首乌四钱　酒炒桑枝四钱　红枣两个

徐左，秋燥伤肺，咳甚见红，且面浮腹肿，太阴气化不宣，气滞则水蓄不行，肿势所由来也。

金沸草　杏仁　前胡　瓜蒌皮　桑白皮　赤苓皮　制川朴　苏子　川贝　葶苈　腹皮　陈皮　银杏　丝瓜络

---

① 衄：指鼻出血。

② 虚黄：病证名。症见口淡，怔忡，耳鸣，脚软，怠惰无力，寒热微作，小便浊涩，皮肤虽黄而爪甲如常。

史，烟呛伤肺，咳嗽纠缠，咳甚见红，肺络伤矣，咳势不减，究非佳境。

南沙参二钱　阿胶二钱，蒲黄炒　牛膝炭二钱　牛蒡子二钱　光杏仁三钱　炙甘草四分　马兜铃八分，蜜炙　元参二钱　南花粉二钱　炙紫菀一钱　糯米五钱

煎汤代水。

吴左，宿伤在络，络损血溢，历经数载。近交大寒节，血溢较多，兼带咳嗽，胸脘掣痛。幸脉尚安静，惟嫌虚濡，舌苔少聚，乃中虚气络不和，息心静调为第一。

金沸草二钱　女贞子三钱　旱莲草二钱　茜根炭一钱五分　白扁豆四钱　牛膝炭三钱　生军七分，酒拌炒炭　炒桃仁二钱　炙紫菀一钱　血余炭一钱五分　北沙参三钱　参三七七分，研冲　藕节两个

叶，胃寒积饮，气火有余，致伤阳络，不时痰血，相杂而吐，宗薛氏法。

生扁豆　旱莲草　女贞子　橘红　川广郁金　桃仁炒　茜根炭　生苡仁　炒枳壳　剪草　茯苓　扁柏炭

吴左，吐血丸方：

大生地三两，蛤粉拌炒　牛膝二两，盐水炒　云神二两　女贞子二两　旱莲草二两　阿胶三两，蒲黄拌炒　白芍二两，盐水炒　北沙参二两　淡天冬一两六钱，元米拌炒　血余炭一两　茜根炭一两，炒炭　萸肉炭二两

用穞豆衣一两，剪草二两，煎汤泛丸。

徐左，湿热内炽，胃络不和，阳明脉盛血溢，治以降下。

白扁豆四钱，生打　制军灰八分　旱莲草二钱　橘红一钱　荆芥炭一钱五分　穞豆衣二钱　生苡仁四钱　云茯神三钱　炒枳实一钱　归尾一钱五分　炒桃仁打，一钱　藕节两个

卑左，鼻衄止后，阴液大伤，咳嗽咽痛甫愈，肺燥未复，从上中调养。

细生地四钱　牛膝炭三钱　元参二钱　茯神三钱　白芍一钱五分　归身一钱五分，酒炒　肥玉竹二钱　川贝母二钱　知母一钱五分　淮山药土炒，三钱　陈皮一钱　红枣两个

景，久咳伤肺，骤然见红，脉虚舌白，症势非轻。

鲜生地六钱　牛膝炭三钱　茜根炭二钱　花粉三钱　前胡一钱　象贝二钱　金沸草绢包，二钱　杜苏子炒研，二钱　藕节两个　丝瓜络一钱五分

黄左，风温外侵，肺胃邪留，身热、咳嗽、鼻衄，治以清散。

荆芥炭一钱五分　丹皮一钱五分　杏仁三钱　薄荷七分　茜根炭一钱五分　前胡一钱　黑山栀三钱　连翘二钱　白薇一钱五分　青蒿一钱五分　甘草四分　茅根五钱

朱右，久嗽不已则三焦受之，历经四载，不时见血。乃心肝脾营阴内损，肝火燔灼，扣金则鸣，内损殊甚，奏

绩非易。

阿胶二钱，蒲黄炒　生白芍一钱五分　朱云神三钱　苏子二钱，研炒　石决明八钱　炙紫菀一钱　牛膝三钱，炒炭　杭菊炭一钱五分　淡天冬二钱　花粉三钱　芦根八钱　白糯米三钱，绢包

又，幼，阳明湿火内炽，衄，屡屡龈腐口臭，自幼多食甘物，湿热蕴胃，有牙疳①之累。

熟石膏　藿香　知母　甘草　丹皮　细生地　黑山栀　归身　醋炙升麻　野蔷薇根

李右，自初秋寒湿水邪侵淫，两足浮肿，经候闭塞不行。刻下鼻血上逆甚多，两目无光，肝脾营血受伤，邪留不去，为患甚深矣。

荆芥炭一钱五分　桃仁三钱，打　归尾一钱五分　泽兰二钱　赤苓皮三钱　牛膝炭　丹参二钱，酒炒　旱莲草二钱　茜根炭一钱　黑山栀三钱　生卷柏四钱　橘红一钱　蒲黄二钱，荷叶包　贯众五钱　降香二钱

又，右，肝火犯肺，气逆上升，咳嗽带血，头晕心悸，老年属阴虚内亏之象。

阿胶二钱，蒲黄炒　苏子二钱　牛膝炭三钱　朱云神三钱　紫菀一钱，炙　石决明六钱　冬瓜仁三钱　茜根炭一钱　花粉三

① 疳：原无，据文义补。

钱　穞豆衣二钱　生苡仁三钱　芦根一两

徐左，肝火击动，阳络血[①]复发，宗缪氏法。

细生地四钱　旱莲草二钱　女贞子二钱　茯神三钱　牛膝炭三钱　荆芥炭一钱五分　茜根炭一钱　白扁豆四钱，生打　石决明六分　粉前胡一钱　穞豆衣二钱　橘红一钱　桑叶一钱　降香二钱

喘咳痰饮

李左，先咳嗽后发热，邪蕴于内，又受外感，从手太阴开泄。

牛蒡子　荆芥　前胡　杏仁　制半夏　橘红　黑山栀　连翘　赤苓　苏子　象贝　茅根

何左，外邪已散，内痰踞结少阳，平昔多郁，郁则少阳生风不振，颈项筋胀，左重右轻，防成结核之累。

制半夏　真川贝　元参　煅牡蛎　醋炙柴胡　连翘　薄荷根　焦山栀　南花粉　丹皮

缪左，风温邪留，致肺为咳。

杜苏子　杏仁　前胡　象贝　橘红　炙紫菀　云苓　荆芥　牛蒡子　炙甘草　白前　冬桑叶　茅根

---

① 血：后疑缺"溢"。

钱右，两脉虚弦微数，咳久气逆，动辄尤甚，金水并亏，肺失清肃下降之权，肾少摄纳吸气之根，病系内损，补益得宜，尚可带病延年。

天麦冬　南北沙参　怀山药　朱云神　牛膝炭　奎白芍　甘杞子　炙龟板　制首乌　山百合　毛药①

煎汤代水。

刘左，宿哮四载，遇寒即发，咳喘不时卧。现在气喘虽平，而咳嗽未止，肃肺化痰缓图。

苏子　焦白术　前胡　云苓　北五味干姜同打　制半夏　川桂枝　紫菀　炙草　款冬花　银杏

梢左，咳嗽夜剧，内热，舌白腻，邪蕴肺胃，升多降少，自冬及今不愈，勿忽视之。

甜葶苈　苏子　前胡　杏仁　瓜蒌皮　橘红　云苓　象贝　生米仁　牛膝炭　花粉　芦根

邵左，金水两亏，郁抑情志，志火有余，咳嗽遇劳尤甚，身热无停延久，冷嗽之累。

南沙参　牛膝炭　苏子　橘红　制半夏　前胡　赤苓　归身　金沸草　小朴　杏仁　象贝　丝瓜络　木蝴蝶三分

徐右，中虚饮积，气逆如喘，纳谷作胀，和中化饮

① 毛药：血见愁。

主之。

制半夏　橘红　云苓　桂枝　焦白术　广郁金　苏子　小枳实　莱菔子　生香附　竹二青姜汁炒

支左，病后失调，虚邪袭肺致咳，食少，肢足乏力，久延防痰火之累。

瓜蒌皮　苏子　制半夏　橘红　款冬花　赤苓　生苡仁　生蛤壳　马兜铃　杏仁　牛膝炭　木蝴蝶

支左，中虚饮积，肺逆咳呛，入夜尤甚，降之润之。

制半夏　橘红　云苓　焦白术　桂枝　炙草　苏子　花粉　蛤壳　生苡仁　款冬花　象贝　葶苈　银杏

严左，暑风袭肺，咳嗽夜甚，形寒身热，从手经治。

牛蒡子　象贝　赤苓　焦山栀　杏仁　枳壳　益元散　连翘　粉前胡　荆芥　橘红　冬桑叶　茅根

史左，烟呛耗肺致咳，百日不止，气燥液亏，治当润降。

蜜炙紫菀　花粉　金沸草绢包　茯苓　前胡　元参　杏仁　象贝　生甘草　桔梗　冬桑叶　白前　炼白蜜冲

又，投润肺清金之剂，咳减，痰亦易出，据述嗜烟之呛而起，肺燥气逆无疑。

鲜沙参　花粉　赤苓　白前　生草　苏子　杏仁　炙紫菀　牛蒡子　元参　桔梗　冬桑叶　炼白蜜

刘左，寒饮积于肺络，气逆痰阻，咳呛气喘，不得安卧，脉弦舌白，虑成哮喘。

制半夏　橘红　北五味干姜同打　炙草　瓜蒌皮　炙紫菀　款冬花　苏子　旋覆花　生蛤壳　白果肉

严左，寒热已退，咳嗽未止，肺邪逗留，怕防内传。

苏子　花粉　前胡　杏仁　牛蒡子　象贝　橘红　荆芥[①]　知母　紫菀　赤苓　冬桑叶　老姜

孙右，咳久肺气清肃下降失职，虚则气不化水，为遍体浮肿，咳甚于夜，身疼脉弱，不易速愈。

金沸草　杏仁　归身　赤苓皮　葶苈　苏子　牛膝炭　橘红　桑白皮　款冬花　银杏

商左，叠感风寒，咳嗽经年不愈，肺虚邪伏可知。近又暑风上受，咳甚又寒热，乃劳伤之渐。

旋覆花　杏仁　生苡仁　冬瓜仁　杜苏子　前胡　象贝　橘红　瓜蒌皮　荆芥　连翘　焦山栀　丝瓜络　芦根

范女，投肃肺润降法，血虽未见，而咳嗽依然，历经两载，风寒深入，肺虚邪留，非细也。

蜜炙紫菀　苏子　前胡　象贝　花粉　橘红　大杏仁　甘草　桔梗　百部　白前　荆芥　炼白蜜

---

① 芥：原作“苓”，据文义改。

何左，咳逆喘急，但坐不卧，寒饮壅肺，治以温降。

蜜炙麻黄　杏仁　苏子　橘红　北五味干姜同打　瓜蒌皮　生白芍　金沸草绢包　炙草　茯苓　制半夏　瓜蒌皮　姜　枣

王，寒伏肺络，结成窠臼，历有年所，遇寒着恼怒引动，即作喘咳，坐不得卧。刻下喘咳甫定，姑拟肃肺降逆，佐以和中。

制半夏　橘红　北五味干姜同打　炙草　牛膝炭　苡仁　云苓　杜苏子　於术土炒　归身　花粉　胡桃生姜同打

王左，身热脉数，咳逆痰腥，肺逆气壅，再与润降。

鲜沙参　瓜蒌皮　生苡仁　杏仁　知母　橘红　苏子　焦山栀　牛蒡子　粉前胡　象贝　丝瓜络

商左，投撤邪肃肺、化痰降逆之品，咳势稍减，寒热亦轻。但经年咳嗽，邪伏肺底，一时难以拔根。

旋覆花　紫菀炙　象贝　橘红　白知母　苏子　瓜蒌皮　杏仁　粉前胡　白前　生蛤壳　芦根

陈右，咳嗽百日，吐则黏腻白痰，咳甚欲呕，风寒深入肺络，最怕内传。

鼠黏子　前胡　蜜炙麻黄　甘草　杏仁　姜　杜苏子　象贝　赤茯苓　橘红　白前　枣

孙左，内热未净，咳嗽已稀，转方脾肺子母相生治。

白扁豆生打　南沙参　橘红　炙草　象贝　焦白术　怀山药　川石斛　云苓　元参　紫菀　鲜荷梗　莲心

钱左，咳嗽属肺不宣，邪客则窍队①闭塞，汗多则咳止者，肺气舒也。

南沙参　肥玉竹　生苡仁　橘红　云苓　归身酒炒　瓜蒌皮　炙紫菀　制半夏　紫口蛤壳　冬桑叶　鲜荷叶

许左，喘咳屡发，发则坐不得卧，气壅于上，有升无降，乃寒饮结于肺络，久延有冷嗽之累。

制半夏　瓜蒌皮　金沸草　葶苈　杏仁　白芥子　莱菔子　赤茯苓　苏子　白前　生苡仁　广橘红　银杏

王右，风邪暑邪湿热在脾，脾壅气逆，致咳嗽喘促不得卧，寒热类疟。脉紧细按数，其来由渐，其去亦不易。

蜜炙麻黄　桂枝　杏仁　甘草　葶苈　瓜蒌皮　苏子　前胡　赤苓　象贝　老姜　红枣

陈左，干咳，痰不易出，半载不痊。近又秋暑吸受，腹痛便泄，法以本末兼施，然咳久不止，非喜象也。

苏子　生苡仁　赤苓　扁豆　木香　前胡　桔梗　焦楂　枳壳　益元散　焦术屑　枇杷叶

---

① 窍队：窍道，孔窍。队，通“隧”，隧道。

陶右，金水两亏，痰饮积中，气少收摄，动则气升喘咳，舌红脉弱，阴液不足，治以清上实下法。

熟地黄蛤粉拌　制半夏　橘红　炙草　麦冬　云苓　归身　杜苏子　花粉　生苡仁　北五味干姜同打　牛膝炭　胡桃

孙左，经治咳减，复因调不善致咳复剧，宽属[①]肺金留邪在络，一时未能速瘳。

瓜蒌皮　苏子　紫菀　云苓　前胡　款冬花　苡仁　牛膝炭　杏仁　紫口蛤壳　丝瓜络

许左，风寒深入肺络，咳嗽喘急，状如冷嗽，脉弦舌白，再与温散。

杜苏子　象贝　北五味　制半夏　苡仁　瓜蒌皮　橘红　白前　花粉　赤苓　银杏

惠右，喘咳有年，近发益甚。刻下气逆，喘急难卧，遍体浮肿，乃脾肺交伤，寒饮内伏，治之非易。

金沸草　瓜蒌皮　桑白皮　地骨皮　苏子　杏仁　紫菀　生苡仁　赤苓皮　橘红　冬瓜仁　生蛤壳　鲜沙参　银杏

沈左，风寒积感，化火入肺，咳嗽气喘，痰黏带腥，

---

① 宽属：多属。

内热脉数，防成痈。

葶苈　杏仁　焦山栀　花粉　桑白皮　苏子　桃仁　苡仁　冬瓜皮　芦根　大枣

徐左，风邪伤上，湿热在脾，咳嗽浮肿，从分消治。

桑白皮　猪赤苓　桂枝　杏仁　小朴　腹皮　葶苈　前胡　枳壳　焦六曲　姜皮

祁左，邪客[1]肺络，络脉不宣，咳嗽，胸膈刺痛，纳谷后胀满不舒，症属肺痹。

旋覆花　杏仁　瓜蒌皮　苡仁　生桃仁　归尾　川广郁金　冬瓜子　紫菀炙　丹参　枳壳　鲜沙参　丝瓜络

祁右，恶寒畏风，腹中微痛，两脉细弦不调。总缘阳虚邪伏，湿痰内阻，治非易事。

归身酒炒　白芍酒炒　川芎　荆芥　羌活　制半夏　橘红　云苓　炙草　茅术炭　老姜　大枣

支左，痰饮内伏，秋燥感动而作咳呛气逆，喉痒燥渴，舌红脉数，治以清上。

瓜蒌皮　旋覆花　白前　制半夏　橘红　生蛤壳　云苓　炙紫菀　白芥子　苏子　生香附　银杏　梨肉

① 客：原作“室”，据文义改。

史左，进润肺清金法，咳减，痰亦易出，是属松机。右脉数象未退，还宜谨节善调。

杜阿胶蒲黄拌炒　炙紫菀　马兜铃蜜炙　甘草　花粉　牛蒡子　冬桑叶　生苡仁　知母　元参　叭杏　梨肉

徐左，内热已清，咳嗽有年，劳则尤甚，两脉虚濡微数，肺燥液亏，痰饮之累。

南沙参　瓜蒌皮　生苡仁　花粉　元参　川贝　冬瓜仁　蜜炙桑皮　紫蛤壳　麦冬　紫菀　柿霜

黄幼，咳嗽，自痧疹留邪致患，久则肺气逆矣，夜卧则气归肺，肺有邪恋，失清肃之司。

炙紫菀　白前　橘红　炙草　百部　荆芥　象贝　桔梗　花粉　桑叶　炼白蜜

朱右，秋风撼动寒饮，饮射于肺，肺壅喘咳，于夜尤甚，夜卧气归于肺，肺不受邪故也。

蜜炙麻黄五分　甜葶苈八分，炒　杏仁三钱　制半夏一钱五分　新会皮一钱　象贝三钱　蜜炙紫菀一钱　杜苏子炒研，二钱　前胡一钱　生甘草四分　瓜蒌皮二钱　银杏七粒　黑大枣二个

朱右，喘咳浮肿，脾肺交病，湿热充斥，三焦俱困，极费周折。

甜葶苈一钱，炒　莱菔子三钱，生打　赤苓皮三钱　广皮一

钱 小川朴一钱 桑白皮一钱 苏子二钱，研炒 冬瓜子三钱 生香附三钱 车前子三钱 杏仁三钱 生姜皮三分

徐右，咳嗽两载，经治后咳减其半。惟风寒久伏肺络，根深蒂固，若不息心静调，冷嗽之累也。

苏子 瓜蒌皮 冬瓜仁 百部 炙紫菀 赤苓 生苡仁 白前 橘红 牛膝炭 粉前胡 荆芥 银杏 胡桃

陈左，秋燥伤上，咳嗽带血症，勿轻视。

葶苈 杏仁 瓜蒌皮 象贝 苏子 前胡 紫菀 赤苓 花粉 桃仁 生苡仁 橘红 冬瓜仁 丝瓜络 藕节

徐左，痰嗽有年，近因伏邪，寒热之余，气机不畅，内热外寒，治以两顾为稳。

制半夏 橘红 赤苓 炙草 苏子 瓜蒌皮 香附 莱菔子 生苡仁 蔻仁 枳壳 百部 紫菀 银杏

王右，两脉郁数，形寒内热，咳嗽舌白，乃风寒内伏，温散主之。

大熟地麻黄同打 炮姜 白芥子 荆芥 鹿角胶 桂枝 制半夏 新会皮 红花 酒炒桑叶

顾左，寒水射肺，肺逆呛咳，咳甚呕，形寒内热，久则寒化为火，痰嗽之累。

蜜炙麻黄　杏仁　牛蒡子　瓜蒌皮　甘草　绿毛橘红[①]　经霜桑叶　连翘　焦山栀　杜苏子　前胡　茅根

童左，近日秋燥外袭，咳嗽，胸脘板窒[②]，肺络邪阻，补益缓商。

瓜蒌皮　焦山栀　前胡　橘红　桑叶　荆芥　杏仁　象贝　枳壳　连翘　梨肉

陈左，叠受风寒，劳伤素甚，内热殊多，不能外越，咳嗽，胸膈板痛[③]，肺络不宣，邪在上中，怕其缠绵。

旋覆花　牛蒡子　焦山栀　淡豆豉　瓜蒌皮　连翘　粉前胡　大杏仁　炒枳壳　羌活　槟榔　赤茯苓　丝瓜络

杨左，伏邪内蕴，寒热咳嗽，防重。

大力子　淡豆豉　槟榔　前胡　赤苓　焦山栀　防风　青蒿　大杏仁　桑叶　荆芥　荷叶

周左，咳嗽颇减，喉间尚觉干燥，肺胃液虚不复，寐多盗汗，血后患此，非善象也。

朱云神　桑叶　象贝　杏仁　花粉　生甘草　南沙参　黑山栀　元参　牛蒡　麦冬　梨皮

---

① 绿毛橘红：又名化洲橘红、赖氏橘红，指广东化州所产者。

② 板窒：结硬。

③ 板痛：硬痛。

黄左，寒热已罢，咳嗽未止，肺逆邪阻，节饮食为嘱。

苏子　瓜蒌皮　桑叶　橘红　象贝　杏仁　前胡　甘草　紫菀　梨肉

张右，积感风寒，又着秋燥，身热咳嗽，每甚于夜，咳久不已，有痰①嗽之累。

苏子　杏仁　瓜蒌皮　前胡　象贝　青蒿　甘草　冬桑叶　淡芩　赤苓　荆芥穗　连翘　老姜　丝瓜络

陶右，寒热咳嗽，脉细滑数，小产可虑。

苏子　瓜蒌皮　杏仁　青蒿　枳壳　淡子芩　焦山栀　赤苓　连翘　牛蒡子　冬桑叶　梨肉

徐左，寒邪入肺，肺逆喘咳，胸胁板痛，喘嗽之渐。

旋覆花　瓜蒌皮　新会皮　炙甘草　白芥子　苏子　制半夏　赤茯苓　莱菔子　炙紫菀　百部　白前　银杏

史左，屡进润燥清金法，咳嗽已止，惟早上喉痒，气升欲咳，痰出黏腻，心中觉热，乃肺胃余火未净。

桑白皮　焦山栀　杏仁　冬桑叶　炙紫菀　知母　瓜蒌皮　海浮石　象贝　生苡仁　牛膝炭　梨肉

① 痰：原无，据文义补。

钱左，暴寒入肺，肺逆喘咳，腹痛气闭，胃亦不和。

苏子　前胡　杏仁　荆芥　制半夏　楂炭　象贝　小朴　枳壳　槟榔　木香　冬桑叶　老姜

朱左，病后余邪未净，内热咳嗽，脉数苔干，乃肺燥液亏，治以养液化邪。

南沙参　瓜蒌皮　焦山栀　前胡　杏仁　象贝　紫菀　新会皮　地骨皮　朱云神　知母　淡芩　芦根

刘左，肺燥邪留，阳络损伤，咳嗽，寒热无定，左鼻出血，早上中脘作胀，症经两月，恐其传变。

荆芥炭　焦山栀　枳壳　杏仁　前胡　旱莲草　茜根炭　瓜蒌皮　牛蒡子　青蒿　白薇　连翘　茅根

朱左，伏邪甫退，又感秋燥，咳嗽夜甚，阴虚可知，治非易事。

大麦冬　制半夏　南沙参　橘红　花粉　云苓　炙草　象贝母　杜苏子　粉前胡　杏仁　冬桑叶

季左，温热久恋正虚，艰于外达，又感风邪留肺，咳嗽夜剧，脉虚弦，舌少苔，大便微溏，利中清肃缓图。

甜冬术[1]　云苓　广皮　生苡仁　制半夏　金石斛　苏子　大枣仁　淮山药　象贝母　白前　桑叶经冬者　胡

① 甜冬术：白术。

桃老姜一片同打

陆右，风温蕴肺，金实无声，辛散为法。

牛蒡子三钱　荆芥一钱五分　杏仁三钱　象贝三钱　元参二钱　前胡一钱　连翘一钱　甘草五分　桔梗一钱　射干一钱　焦山栀一钱　青果二个　茅根五钱

邵左，表散达邪，汗出遍畅，在外外已解，肺金之火未清，咳嗽咽痛，议专治上。

鲜沙参一两　元参二钱　桔梗一钱　生草五分　花粉三钱　象贝三钱　焦山栀二钱　牛蒡子三钱　杏仁三钱　连翘二钱　前胡一钱　青果二个　冬桑叶一钱五分

徐左，咳嗽已减，肿胀未退，开鬼门，洁净府，是其要着。

桂枝五分　制茅术一钱五分　腹皮三钱　赤猪苓三钱　制半夏一钱五分　青陈皮一钱　防己一钱　块滑石四钱　泽泻三钱　葶苈子八分　五加皮二钱　杏仁三钱　淡竹叶一钱五分　姜皮三分

杨右，咳嗽有年，冬令尤甚，寒伏肺络，一时难以除根。

制半夏一钱五分　橘红一钱　茯苓三钱　炙草四分　款冬花一钱五分　炙紫菀一钱　白前一钱　瓜蒌皮二钱　苏子二钱　杏仁三钱　元参二钱　冬桑叶一钱五分　银杏七粒

季右，咳嗽，由喉痒、气逆上升致咳，至冬尤甚，历经三载，冷嗽根由。

制半夏　蜜炙麻黄　甘草　五味子　生白芍　款冬花　橘红　海浮石　杜苏子　茯苓　银杏

钱右，热势已轻，咳嗽反重，痰出黏腻，邪蕴肺经，再从疏解，毋使邪留[①]则吉。

牛蒡子三钱　连翘二钱　杏仁三钱　枳壳炒，一钱　苏子炒研，三钱　焦山栀三钱　荆芥一钱五分　橘红一钱五分　广郁金一钱五分　象贝三钱　冬桑叶一钱　青蒿二钱　茅根肉五钱　丝瓜络一钱五分

萧右，风寒积撼，肺逆咳嗽，气升不卧，腹膨觉肿，老年患此，久延非宜。

苏子二钱　前胡一钱　制小朴一钱　桂枝五分　橘红一钱　炙甘草四分　杏仁三钱　干姜六分，五味子同打　云茯苓三钱　制半夏一钱五分　归身一钱五分，酒炒　老生姜二片　大枣二个

陶右，风寒束肺，肺逆干咳，形寒恶风，脉弦舌白，先以辛散。

旋覆花二钱，绢包　前胡一钱　杏仁三钱　象贝三钱　牛蒡子三钱，炒研　苏子二钱　荆芥一钱五分　赤苓三钱　防风一钱　连翘三钱　炒枳壳一钱五分　茅根五钱　桑叶一钱五分

---

① 留：原无，据文义补。

赵左，寒饮内蓄，喘咳遇冬尤甚，历经数载，脉弦舌白，宗仲师[①]涤饮散寒法。

制半夏一钱五分　淡干姜六分，北五味五分同打　云苓三钱　桂枝五分　生白芍二钱　苏子二钱　炙甘草四分　海浮石五钱　广橘红一钱　生蛤壳六钱　生姜一片　红枣二个

张左，肝肾两亏，金虚咳嗽，自觉体弱力怯，兼脾湿内蕴，治当并施。

焦白术一钱　白扁豆三钱，炒研　炒砂仁三钱　炙草四分　肥玉竹三钱　归身一钱五分，酒炒　制半夏一钱五分　牛膝炭三钱　南杜仲二钱　云苓三钱　川断肉三钱　胡桃二个

赵左，喘咳夜剧，痰逆气壅，乃肺气失清肃下降之权，寒饮内积，未易奏功。

制半夏一钱五分　橘红一钱　茯苓三钱　炙甘草四分　淡干姜六分，北五味同打　甜葶苈八分，炒　苏子二钱，炒研　杏仁三钱　款冬花一钱五分　瓜蒌仁三钱　冬瓜仁三钱　白前一钱　银杏七粒　大枣二枚

叶妪，老年中虚，邪侵上焦致咳，形寒畏风，咳势至夜尤甚，久延痰嗽之累。

瓜蒌皮二钱　制半夏一钱五分　新会皮一钱　炙草四分　云苓三钱　苏子二钱，炒研　粉前胡一钱　大杏仁三钱　生蛤壳

① 仲师：指张仲景，东汉末年医学家，著《伤寒杂病论》。

五钱　白前一钱　象贝母三钱　青果二个　冬桑叶一钱五分

叶妪，风热在上者轻，中虚气弱者重，高年咳嗽纠缠，无性命之忧，有终身之累。

苏子二钱　归身一钱五分，酒炒　新会皮一钱　制半夏一钱五分　茯苓三钱　前胡一钱　苡仁三钱　小朴一钱　牛膝炭三钱　瓜蒌皮二钱　知母二钱　枇杷叶二片，去毛筋蜜炙

杨左，病虚未复，饮食失节，咳嗽气逆，肢足乏力。

生苡仁三钱　苏子二钱　南沙参二钱　新会红一钱五分　焦白术一钱　归身一钱五分，炒　制半夏一钱五分　小朴一钱　牛膝炭二钱　粉前胡一钱　赤茯苓三钱　桂枝五分　老生姜二片　大枣二枚

刘左，寒伏肺络，结成窠臼，喘咳至夜尤甚，当与温散。

制半夏一钱五分　新会红一钱五分　赤苓三钱　甘草炙，四分　淡干姜五分，北五味五分同打　生白芍一钱五分　炙紫菀一钱　桂枝四分　苏子二钱　杏仁三钱　银杏七粒

夏左，自去秋潮水侵淫，从下至上，由表入里，不时形寒发热，咳嗽喉痒，气逆痰黏，久则防冷嗽之累。

蜜炙麻黄五分　川桂枝四分　炙草四分　瓜蒌皮二钱　苏子二钱　前胡一钱　大杏仁三钱　象贝母三钱　元参二钱　赤茯苓三钱　生姜一片　黑枣二个

徐左，咳势虽减，未能悉除，脉虚力倦，肺脾尚未康复，议培本肃肺，乃土旺金生之法。

潞党参二钱　冬术一钱五分，土炒　云苓三钱　炙甘草四分　新会皮一钱五分，炒　大麦冬二钱　苡仁三钱　肥玉竹三钱　南北沙参各二钱　牛膝炭三钱　老生姜一片　胡桃打，一枚

卞左，据述咳逆已平，惟觉头眩少力，内热神衰，系金水并亏，其原由遗精，下部不固，葆为真嘱。

制首乌四钱　生白芍一钱五分　煅牡蛎六钱　茯神三钱　南北沙参各二钱　远志炭八分　杭菊炭一钱五分　肥玉竹三钱　天冬二钱　拣枣仁三钱，炒黑勿打　怀山药三钱　莲须一钱五分　小淡菜三钱

赵左，寒热之后咳嗽，胸胁掣痛，咳甚见红，肺经邪留，伤及营络，久缠非宜。

旋覆花二钱，绢包　荆芥一钱五分　杏仁三钱　象贝三钱　苏子二钱　广郁金一钱五分　粉前胡一钱　枳壳一钱五分　橘络八分　桃仁炒打，三钱　新绛[1]五分　牛蒡子炒打，三钱　丝瓜络一钱五分

项左，风寒外束，入肺致咳，形寒体痛，脉紧舌白，急宜温散，久则传变。

蜜炙麻黄五分　杏仁三钱　生甘草四分　前胡一钱　苏子

① 新绛：指新刈之茜草。

二钱，炒研　橘红一钱　制小朴一钱　茯苓三钱　象贝母三钱　炒枳实一钱五分　制半夏一钱五分　黑大枣两枚　老生姜

许左，气逆于上为喘咳，虽由肺之实，其原由肾气之不纳。清上摄下，可进纳气归原为主。

大熟地四钱，蛤粉三钱拌炒　大麦冬二钱　牛膝炭三钱　北五味五分　橘红一钱　盐水[①]炒归身一钱五分　茯神三钱　南花粉三钱　苏子二钱　款冬花一钱五分　青铅

卢右，去冬经治后诸恙俱松[②]，惟咳嗽纠缠不止。诊两脉弦浮，尚有余邪留肺，肺失清肃，上逆致咳，还宜顺肺清金，佐以撤邪。

杜阿胶二钱，蒲黄拌炒　马兜铃五分，蜜炙　生草四分　甜杏仁三钱，去皮尖打　生苡仁四钱　牛蒡子三钱，生打　牛膝炭三钱　南花粉三钱　元参二钱　冬瓜仁三钱，生打　生蛤壳五钱　白糯米三钱，绢包　枇杷叶两片，去毛筋蜜炙

周右，寒伏肺络，喘咳屡发，缘新邪引动旧疾，议先治外。

制半夏一钱五分　新会红一钱　云苓三钱　淡干姜五分　制小朴一钱　杏仁三钱　紫口蛤壳五钱　苏子二钱　象贝三钱　归身酒炒，一钱五分　银杏七粒

---

① 水：原作“少”，据文义改。
② 松：减轻。

黄幼，内热脉数俱减，惟气逆痰升致咳，虚里动跃不息，幼稚阴虚伏邪，肺燥呛咳，极重之候也。

旋覆花二钱，绢包　瓜蒌皮二钱　生蛤壳四钱　橘红八分　杜苏子二钱　白杏仁三钱　云茯苓三钱　粉前胡一钱　生草四分　淡干姜四分，北五味四分同打　冬桑叶一钱　净钩钩三钱

徐右，寒饮内伏，射肺为咳逆，于胃则为呕，且每日午后形寒内热，太阳气化不宣，仿小青龙汤法。

蜜炙麻黄五分　制半夏一钱五分　大杏仁三钱　杜苏子炒研，二钱　赤茯苓三钱　淡干姜八分，北五味五分同打　炙甘草四分　新会红一钱　老生一片　黑枣二枚

某，身热体痛，咳嗽脘闷，劳伤风寒，挟胃寒宿恙并作，治宜标本兼顾。

制半夏一钱五分　新会红一钱　大豆卷四钱　粉前胡①一钱　杏仁三钱　苏叶一钱五分　炒枳实一钱　荆芥穗一钱五分　制小朴一钱　左秦艽一钱五分　蔻壳六分

徐左，外邪已化，肺燥呛咳，早上沃痰，乃肺燥胃湿也，宗孙真人②法。

旋覆花二钱，绢包　橘红一钱　焦山栀二钱　云苓三钱　制半夏一钱五分　瓜蒌皮二钱　牛膝炭三钱　炙甘草四分　生苡

---

① 胡：原无，据文义补。
② 孙真人：孙思邈，唐代医药学家，著《千金方》。

仁三钱　麦冬二钱　冬瓜仁三钱，生打　丝瓜络一钱五分　竹二青一钱

唐左，风寒积久，劳伤筋脉，咳嗽内热，脉乃内外合邪之候。

羌活一钱　防风一钱　大豆卷四钱　杏仁三钱　橘红一钱　杜苏子二钱　象贝三钱　小朴一钱　焦山栀二钱　枳壳一钱五分　生姜一片　茅根肉五钱

孙左，去春咳嗽，经治痊可，其后调摄不善又感风，咳嗽剧作，若不加意护持，入损难免。

蜜炙紫菀一钱　苏子二钱　白前一钱　橘红一钱五分　百部一钱　生草五分　款冬花一钱五分　桔梗八分　荆芥一钱五分　防风一钱　杏仁三钱　老生姜一片　炼白蜜三钱，冲服

王左，素有喘咳，近日风温外袭，身热咳嗽，脉数舌黄，乃肺逆邪留，先治其标。

苏子二钱　瓜蒌二钱　杏仁三钱　焦山栀二钱　连翘三钱　象贝三钱　赤苓三钱　生蛤壳五钱　前胡一钱　新会皮一钱　薄荷七分　银杏七粒　牛蒡子三钱　冬桑叶一钱

惠左，风寒劳伤，挟发咳嗽气逆，形瘦内热。乃热邪化火，津液枯涸，于法为逆。

鲜生地七钱，洗打　蜜炙兜铃八分　苏子二钱　象贝三钱　瓜蒌皮三钱　冬瓜仁三钱　牛膝炭三钱　生蛤壳五分　桃仁三

钱　生苡仁四钱　炙紫菀一钱　大杏仁三钱　淡竹叶一钱五分　芦根一两

又，右，金水两亏，痰湿阻中，上下不能兼顾，宜治其下。

制半夏　牛膝炭　酒炒归身　杏仁　生苡仁　新会红　云茯苓　炙甘草　老山川朴　前胡　瓜蒌仁　核桃肉生姜一钱，同打

包右，金水并亏，痰饮内伏，咳嗽气逆如喘，且以清上化痰。

筦麦冬二钱　苏子二钱　牛膝炭二钱　款冬花二钱　广橘皮一钱　云茯苓三钱　制半夏一钱五分　炙草四分　五味子五分　瓜蒌皮二钱　炙紫菀一钱　银杏七粒　红枣二枚

周左，劳碌感邪，身热咳嗽，胸胁掣痛，从上焦治。

牛蒡子　连翘　枳壳　苏子　杏仁　象贝　粉前胡　瓜蒌皮　荆芥　茅根　丝瓜络

某，气郁伤中，肺逆致咳，气虚若喘，脉弦带数，久延非善。

制半夏　赤苓　旋覆花　苏子　前胡　广郁金　瓜蒌皮　杏仁　真川贝　橘红　佛手

调　经附胎前

朱，经候错乱，奇脉受伤，不时形寒身热，脘胀腹

痛，正合《内经》阳维为病苦寒热，阴维为病苦心痛吻合。

绵黄芪二钱，盐水炒　归身二钱，酒炒①　白芍二钱，肉桂四分煎汁炒　炙草四分　桂枝五分　白薇一钱五分　生香附三钱　丹参一钱五分，酒炒　马料豆②二钱　高良姜八分，黄柏一钱煎汁拌炒　煅牡蛎六钱　沙苑子二钱　蒲桃二个

陆，汐水落后，来时腰腹作痛，奇脉空隙，气血交亏之象。

熟地四钱，砂仁四分拌炒　川芎八分　归身二钱，酒炒③　白芍一钱五分，酒炒　阿胶二钱，蒲黄炒　泽兰二钱　丹参一钱五分　楂炭三钱　制香附三钱　乌药一钱　艾炭四分　玫瑰花两朵　茺蔚子三钱

缪，经候期年④不通，大疟纠缠未止。近又少腹作痛，遍体疼楚，两脉弦涩，怕成劳疟险症。

醋炙柴胡八分　归身二钱，酒炒⑤　炙草四分　丹参二钱，酒炒　四制香附⑥三钱　桃仁炒，三钱　云茯苓三钱　泽兰二钱　生卷柏四钱　延胡一钱五分　大白芍二钱，酒炒　川芎八分　宣

---

① 炒：原无，据文义补。

② 马料豆：黑豆。又名乌豆、稽豆。

③ 炒：原无，据文义补。

④ 期年：一周年。

⑤ 炒：原无，据文义补。

⑥ 四制香附：香附分四份，分别用酒、醋、盐、童便各浸过，滤干，炒。

木瓜一钱五分　老生姜一钱　红枣二枚

孙，投和营卫达邪之剂，疟邪已罢，咳嗽亦轻，惟经汐未通。现在少腹痛微，系积寒凝聚，气血不调，法当通瘀理气，佐以清肃上焦。

粉归身二钱，酒炒　白芍二钱，吴萸一钱泡潮拌炒　制香附三钱　泽兰二钱　生卷柏三钱　潞党参二钱　红花四分　杜苏子二钱，炒研　桃仁二钱，生打　广木香八分　延胡索一钱五分　川芎八分　茺蔚子三钱

严，经来作痛，属血郁气滞，温通可进。

熟地三钱　川芎八分　归身二钱，酒炒　白芍二钱，酒炒　炒桃仁二钱　红花七分　泡姜四分　丹参二钱　泽兰二钱　香附三钱　肉桂六分　茺蔚子三钱

季，地道不通，内热脉数，腹痞不舒，此肝脾气滞血郁，姑以逍遥法，调和通经主治。

炙柴胡六分　白芍一钱五分，酒炒　归身二钱，酒炒　炙草四分　焦白术一钱五分　延胡一钱　丹皮一钱五分　黑山栀二钱　云苓三钱　泽兰二钱　红花七分　薄荷八分　茺蔚子三钱　老生姜一钱　红枣两个

又，肝木不和，气机窒滞，中脘作胀，经候不调。

制香附三钱，打　乌药一钱　佛手五分　蔻仁八分　川芎八分　炒枳壳一钱五分　淡干姜四分　小朴一钱　苏梗一钱五分

桃仁三钱　青陈皮一钱　红花八分

钱，脉来细滑，一索可征，脘腹作痛，系肝脾不调，血热气火有余，拟理气宽中主之。

老苏梗一钱五分　江枳壳一钱五分，炒　广木香五分　白芍一钱五分，酒炒　制小朴一钱　木瓜一钱　砂仁八分，研末　归身一钱五分，酒炒①　新会皮一钱五分　川芎五分　乌药一钱五分　苎麻一钱五分

徐，十九，经候不调，来时作痛，肢体酸楚乏力，乃肝脾营血内亏，气机不和。现在经临之际，宗薛氏法。

归身一钱五分，酒炒　肉桂四分　制半夏一钱五分　泽兰二钱　白芍一钱五分，酒炒　香附三钱　橘红一钱　阿胶二钱，蒲黄炒　川芎八分　熟地三钱　红花八分　淡吴萸三分　云苓三钱　茺蔚子三钱　玫瑰花两朵

何，体质素弱，经来腹痛，爰属气血不和，今当木旺主令，腹痛日甚，气滞络瘀，脐左结痞，日以益大，两脉虚弦微数，此肝脾不调，奇脉空隙。

归身二钱，酒炒　煅牡蛎六钱　泽兰二钱　丹参一钱五分，酒炒　白芍二钱，酒炒　醋炒延胡一钱五分　香附三钱　淡吴萸三分　川芎八分　金铃肉一钱五分，炒　木瓜一钱　茺蔚子三钱　玫瑰花两朵　红枣两个

---

① 炒：原无，据文义补。

唐，经阻四月，腹痛结瘩攻楚，系积瘀气滞，温经通瘀可投。

全当归三钱　京三棱三钱　莪术三钱　肉桂六分　桃仁二钱　丹参一钱五分，酒炒　淡吴萸四分　泽兰二钱　香附三钱　红花七分　乌药一钱　马鞭草三钱

袁，冲任维纲不振，营虚气分少和，经来色淡，前后不一，奇脉空隙，致五载不孕之累。

大熟地四钱，砂仁四分拌炒　归身二钱，酒炒　白芍一钱五分，酒炒　泽兰二钱　香附三钱　补骨脂二钱，炒　菟丝饼三钱　川芎八分　丹参一钱五分　红花八分　乌药一钱　茺蔚子二钱　上肉桂五分，后下　橘红一钱　蒲桃二枚

冯，自上春产后，经候数月一至后且少腹中痛，属肝脾营血内亏，奇脉交伤矣。

紫丹参二钱　归身二钱　熟地四钱　白芍一钱五分　川芎七分　香附三钱　淡吴萸三钱　红花七分　泽兰二钱　肉桂四分　茺蔚子二钱　玫瑰两朵

陈，头晕，心泛欲呕，脘痛心荡，虽属肝脾不调，兼恶阻窃发致。

制半夏一钱五分　橘红一钱五分　枳实一钱五分，炒　藿香一钱　砂仁八分　云茯苓三钱　广郁金一钱五分　木瓜一钱　小朴一钱　苏叶一钱五分　佛手五分　生姜一钱

顾，脘胀腹痛，属脾虚气滞，脉滑，头晕，心泛欲呕，乃恶阻之象。

丹参　橘红　制香附　砂仁　苏梗　木瓜　腹绒　枳实炒　藿香　焦楂肉　乌药　蔻仁　佛手

钱，怀麟八月，太阴司胎，内热，腰酸腹痛，属肝脾不调，和中理气安胎主之。

制川朴　苏叶　淡芩　炙草　杜仲　砂仁　於术　枳壳　荆芥穗　腹绒　归身　白芍　川芎　苎蔴

许，脾虚气滞则脘闷，营血内亏则腹疼，胎系于肾，腰膝酸楚少力，半产宜防。

归身　白芍　白术　枳壳　淡芩　菟丝子　连叶苏梗　杜仲　炙草　砂仁　川芎　桑寄生

林，经来前后不一，腹痛腰酸，冲任失统摄之权，气血少运行之职，现在小溲微痛，先清肝肾之火。

归身　赤芍　黑山栀　滑石　泽兰　川芎　香附　车前子　赤苓　川黄柏盐水炒　细生地　淡竹叶　益母草

范，经血来时前后，血从口出，历经半载，时常咳嗽头晕，此肝脾不调，气乱血逆妄行，属倒经重候。

阿胶二钱，蒲黄炒　冬瓜仁三钱　归尾一钱五分　白芍一钱五分　红花七分　丹皮一钱五分　苏木七分　细生地四钱　桃仁二钱　紫菀一钱　贯众五钱，元米拌炒黑去米　木耳一钱五分，炒黑傅女，脉象虚细微涩，内热食少，肝脾虚，血未充，姑宗薛氏法，俟其动静。

归身三钱，酒炒　白芍二钱，酒炒　云苓三钱　炙草四分　於术一钱五分，土炒　荷叶八分　生姜一钱　丹皮一钱五分　泽兰二钱　川芎八分　柴胡五分，醋炒　香附三钱　黑山栀二钱　大枣二个

朱，脉得细涩，一索可征，头晕气升频呕，乃肝脾气滞，是恶阻。

藿香　小朴　橘红　砂仁　半夏　木瓜　枳壳　赤苓　楂炭　吴萸　川连姜汁炒　苏叶　老姜　佛手

奚，胃逆气乱，脾虚木旺，经候不行，恶阻之征。

苏梗　制半夏　橘红　赤苓　藿香　木瓜　淡芩　枳壳　小朴　砂仁　竹茹姜汁炒　荷叶

徐，经阻数月，近日头晕腹痛，秋暑外吸，渐以理气消暑。

白芍　苏梗　枳壳　砂仁　藿香　炙草　大腹皮　小朴　橘红　荆芥　赤苓　鲜荷叶

陈，满腹作痛，经来尤甚，系寒凝气滞，肝脾不调，治以温通。

归身　白芍　川芎　肉桂　泽兰　丹参　桃仁　乌药　炮姜　香附　红花

沈，腹痛复作，必由食生物不调肝脾气滞而来，室女天癸已至，尤宜谨节慎调。

归身　白芍　肉桂　炮姜炭　炙草　木香　乌药　延胡　青皮　香附　淡吴萸　煨姜　红枣

陶，头晕脘闷，胃泛欲呕，乃胃逆气，经阻三月，恶阻奚疑。

制半夏　橘红　茯苓　枳实　木瓜　蔻仁　苏梗　藿香　小朴　竹茹　生姜

许，寒热间发，伏邪留恋未清，经汐不通，近日鼻左出血，恐成倒经。

醋炙柴胡五分　黑山栀二钱　丹皮一钱五分　白术一钱五分　归身一钱五分，酒炒　西赤芍一钱五分　白薇一钱五分　赤苓二钱　泽兰二钱　红花八分　延胡索一钱五分　茺蔚子三钱　薄荷八分

曾，据述经阻病喜，现在腰痛如坠，是肝肾胎元不固①，拟安胎固摄。

当归　白芍　白术　川断　杜仲　炙黄芪　枳壳　苏梗　菟丝子　胡桃　苎蔴

顾，寒热日来，脘腹作痛。据述雨淋受寒，寒入营分，经候不通，症非轻候。

---

① 固：原作“因”，据文义改。

醋炒柴胡六分　赤芍一钱五分　当归二钱，酒炒　炙草四分　泽兰二钱　川芎七分　紫丹参一钱五分　赤苓三钱　白薇一钱五分　木香八分　炮姜五分　佛手五分　玫瑰花两朵

中　风

类中风偏左，于法为逆。犹幸病气尚轻，可以缓图取效。前治补少通多，最为合理。惟是阳脉则缓，阴脉则急，所以指节能屈而不能伸，此亦病之关键处，不可不急讲也。经曰：肝苦急，急食甘以缓之。前方中增进阴药之甘润者一二味，更为完备①，惟高明裁之。

人参　茯苓　半夏　麦冬　於术　炙草　橘红　竹沥　姜汁②

又，照前方加当归一钱。

类中偏右，于法为从。口目歪僻，亦是经络之病，自可渐调而愈也。和养气血，通调经隧，乃是治法之要。敛补攻消，均非所宜。然息心静养，亦药饵之助也。

人参　茯苓　首乌　天麻　炙草　陈皮　桑枝　归身　竹沥　姜汁

营血不足，痰涎有余，经脉不柔，风邪乘凉袭入经络，口目为僻，乃中风症之轻者，尚可调治。

---

① 完备：原作“美備”，据《静香楼医案·类中门》改。
② 类中风偏左……姜汁：语出《静香楼医案·类中门》。

白术　当归　生地　半夏　炙草　天麻　茯苓　钩钩　橘红　姜汁　竹沥

脉虚而涩[①]，左半手足麻痹，食不知味。此气虚不能运行周体，乃类之渐也。

桂枝　防己　归身　炙草　茯苓　黄芪　首乌　天麻　半夏[②]

内风本皆阳气之化，然非有余，盖是二气不主交合之故，今形跗冷是宜补阳为是。但景岳云：阳失阴而离者，非补阴无以摄失散之元阳。此症病在左半，有升无降，舌络牵掣，喑不出声，足躄不堪行动，当与河间肝肾气厥同例，参用丹溪虎潜法。

熟地　萸肉　牛膝　琐阳　虎骨　龟板

上用地黄饮子去附，加鹿，煎汁捣丸[③]。

遗　精

肾阴不充不固，咽干腰软梦泄，行动作喘，食多难运，治在下焦。

六味丸加北五味一两五钱　芡实二两　菟丝子二两　女贞子一两五钱

---

① 涩：原作"沥"，据《静香楼医案·类中门》改。

② 脉虚而涩……半夏：语出《静香楼医案·类中门》。

③ 内风……煎汁捣丸：语出《静香楼医案·类中门》。

遗精三年不愈。寐则阳入于阴，溺必自出不禁；寤而欲溺，则大便自遗。因摄下元不效，谅必非升阳可治。再以酸味柔和，制其阳气，宜升降是为的治。

炒黄山药　五味　萸肉　湖莲[①]　芡实　金樱子

淋　浊

诊脉右数，左小数入尺，淋浊不正，继患目疾，是精血暗损肝肾之症。凡操持用心，五志之火自亢，是情志突起，非客邪气六淫之比，并不许以清火辛散为治。

熟地　杞子　远志　菊花　柏子仁　茯神　香附　夏枯草

脉小数，面赤目黄，喉痛咽物不碍，溺后淋浊水。此谷之道气凝聚成湿，湿郁气不升降，三焦不利，当以清爽上焦主治。

射干　芦根　茯苓　通草　杏仁　蔻仁

脉小数尺涩，淋病经久，阴分大亏，咳嗽最忌。

熟地　血余　茯苓　知母　阿胶　龟板　丹皮　白芍

尿血，口干，腰膝软痛，病在少阴厥阴[②]。

生地　阿胶　血余　丹皮　茯苓　赤芍　甘草　茅根

---

① 湖莲：即金剪刀。又名吴兴钱莲、湖州钱莲。

② 阴：原无，据文义补。

脾　胃

饮食难运，大便易溏。

人参　茯苓　陈皮　扁豆　神曲　白术　莲肉　米仁　桔梗　藿香　麦芽　益智　泽泻

白蜜丸，米饮汤下三钱。

二尺并弱，脉象数弦，按之无神。色黄而滞，小便赤，大便时结时溏，足酸乏力，治宜培养脾胃。

白芍　白术　神曲　川斛　石菖蒲　川连　茯苓　益智仁　炙草

热留胃脘，脉微数，不思饮食，食亦无害，非中阻滞，或虚不能运之比，先清邪胃，而以养气继之。

川斛　茯苓　竹茹　谷芽　制半夏　稻叶①

右尺独陷，真气不能熏蒸中土，是以噎气酸心嘈杂，腹鸣，宜温养不宜攻削。

沙苑子　菟丝子　茯苓　石斛　吴萸　山药

思虑过多，内伤肝脾，便溏肌瘦，胁痛喘咳，生气不荣，化气不政，殊非小恙，拟方先按中土，继商调肝。

---

①　稻叶：指水稻的嫩叶。

白芍　茯苓　扁豆　炒远志　炙草　陈皮　石莲子　粳米

厥

厥病多属肝家，发则体强口禁手握，退则头痛恶心身疼吐涎沫，其为肝风鼓动脾阴无疑。

羚羊片　白芍　茯苓　陈皮　白蒺藜　白术　归身　白芍　炙草　半夏

厥而眩，舌白，肝风痰饮相搏，法当不独阳也。

羚羊角　半夏　茯苓　川附　竹茹　姜汁

心颤肢麻，头眩欲呕，猝然发厥。此素有风痰，气滞于中，乘肺肝悲哀之气而上逆也，以辛泄苦降之类治之。

茯苓　半夏　橘红　杏仁　枳壳　郁金

肝阳内动，暴厥不省人事，一日十数发，目胀筋惕，宜以苦降辛泄。

楂核　橘红　当归　川楝子　吴萸　茯苓

色黄黯，脉郁不达，吐涎呵欠，时有痫厥，发则警惕瘈疭，此肝胆间有伏邪热，宜清通，不宜腻补。

温胆汤加胆星、钩钩。

惊恐悸

大惊猝恐，神惕心动，汗出头眩，脚软脉虚，病属情志，治之非易。

半夏　柏子仁　远志　炙草　竹沥　茯苓　小麦　枣仁

心悸，头晕，脘闷，当化下痰饮，治兼补养心神可也。

半夏　橘红　紫石英　生牡蛎　茯神　川斛　柏子仁　炙草

气郁生痰伏留心中矣。心悸少寐，膝胫无力，胸满而背寒，宜以温胆加减，勿遽①作虚症治之。

柏子仁　茯神　陈皮　竹茹　枳实　半夏　枣仁　小麦　炙草

心悸易泄，腰痛足软，有似虚症，而实因痰火。盖脉不弱数，形不枯瘁，恐未可徒与补也。

半夏　竹茹　炙草　石菖蒲　茯苓　橘红　远志　小米②

---

① 遽：匆忙，急。

② 心悸易泄……小米：语出《静香楼医案·神志门》。

心热肾虚，水火不交，便浊心悸所由来也，宜先清而后补涩。

生地　丹皮　茯神　淡竹叶　甘草　琥珀　麦冬　灯心

惊恐郁热，致生痰热，留滞胞络肝胆之间，神呆食少，膈闷肢冷，善惊不寐，宜温胆汤。

温胆汤加枣仁、胆星。

元阳固虚，肝胆间亦复有痰热，头晕骨懈，善惊不得安卧，此症不可纯以补法治之。

半夏　竹茹　橘红　炙草　麦冬　茯苓　枣仁　郁金　钩钩

脉涩虚，胸中不利，心中悸动，得劳则甚，血气不足故也。

当归　广皮　柏子仁　紫石[①]　茯苓　丹参　炙草　远志

诵读久坐，身似静而心多动，阳气皆令上亢，阴气不能上承，故心悸也。惟静养宁心，药难骤效，用补心丹。

不　寐

心阴亏则烦躁不寐，肾阴虚则火升咳呛，补虚养阴，

① 紫石：紫石英。

久服见效。

生地　茯苓　紫石英　炙草　白芍　丹皮　麦冬　柏子仁　黄芩　枣仁

心虚血少，痰火扰之，神不得归，故烦躁不寐，宜温胆法。

柏子仁　炙草　枳实　橘红　茯神　半夏　竹茹

凡人夜不得卧，则肝热而血不藏。况天冷炎火以助之，宜其背热而且溢也。

生地　生扁豆　甘草　藕汁　赤苓　竹叶　小蓟炭

心悸不得寐，口干不欲食，有痰热在肝胆也。

茯苓　麦冬　半夏　广皮　竹茹　炙草　丹参　杏仁

左尺独浮，余脉按和，时有梦泄，体倦少睡，先天阴弱不足之病。

熟地　淮山药　芡实　莲肉　萸肉　茯苓　菟丝子　五味子

肝　火

肝火挟痰上逆，为厥巅疾。

半夏　钩钩　茯苓　枳实　广皮　羚羊片　竹茹　郁金

口干火升，便燥溺赤，此阴不足阳有余也。

羚羊角　丹皮　茯苓　麦冬　白芍　细生地　知母　川斛　甘草　黑山栀

心热、足冷、口渴，阴下阳上，水火背驰，非不恙也。

生地　丹皮　淮牛膝　石斛

脉动面油，精气外越，必须省烦静养为佳。不尔，恐其晕厥踵至。

生地　知母　甘草　蔗浆　石斛　茯苓　麦冬　芦根

阴虚于下，阳浮于上，服八味不效，附子走窜不能降纳，宜杨氏加减法，用桂都气丸①。

左关独大，下侵入尺，知肝阳亢盛下汲肾阴，阴愈亏则阳益张矣。滋水清肝，实正法也。

六味加知母、黄柏、天冬、龟板、枸杞子②。

阴不足者阳必上亢而内燔，欲阳之降必滋其阴，徒恃寒凉无益也。

生地　知母　甘草　黑山栀　麦冬　元参　丹皮　地

---

① 阴虚于下……桂都气丸：语出《静香楼医案·内伤杂病门》。

② 左关独大……枸杞子：语出《静香楼医案·内伤杂病门》。

骨皮[1]

上热下寒，手足心热，阴虚阳浮，法补导。

六味汤加肉桂、五味子。

肝阴不足，阳火独胜，伤肺则咳，自伤则胁痛。

阿胶　兜铃　炙草　川贝　归身　白芍　川石斛[2]

郁

血郁气阻，病在肝脾。

郁金　赤苓　丹皮　桃仁　炙草　小蓟炭

气郁不化，入食则胀，宜六郁汤。

香附　川芎　山栀　地骨皮　神曲　茅术　茯苓　谷芽

郁痰结气，凝聚咽间，吞不下，吐不出，梅核气之渐也。

半夏　茯苓　川朴　旋覆花　苏梗　枇杷叶[3]

---

① 阴不足者……地骨皮：语出《静香楼医案·内伤杂病门》。

② 肝阴不足……川石斛：语出《静香楼医案·内伤杂病门》。原方有“玉竹”。

③ 郁痰结气……枇杷叶：语出《静香楼医案·诸郁门》。原方有“橘红”。

气逆痰阻，咽嗌不利，中脘不运，病关情志郁勃，宜早图之。否则渐有嗌嗝反胃之虞。

半夏　旋覆花　橘红　郁金　乌药　茯苓　川朴　香附　苏梗

肾阴不足而肺肝多郁，上有凝聚之痰，下无固闭之力。

制首乌　川贝母　茯苓　生牡蛎　炙草　丹皮　夏枯草

水泛丸。

肝脾郁结，不食不饥，心下觉痛，法当于六郁汤求之。

神　昏瘈疭

神昏语低，精气并亏，正虚邪实，非轻候也。

川石斛　广皮　甘草　芦根　白风米　麦冬　知母

热邪逆入心包，神昏谵语，撮空直视，恶症杂出，势属难挽。

犀角　金银露[1]　捲心竹叶　茯神　鲜石菖蒲　麦冬

寒热病泄，神识昏昧，表里受邪，非轻症也。

---

① 金银露：即金银花露。

蔻仁　滑石　杏仁　木通　藿香　厚朴　广皮

病后复感寒邪，头痛寒热，神气昏倦，高年之人，恐难胜任。姑拟一方，渐解客邪。

淡豆豉　陈皮　杏仁　葱须　粳米

鼻煤舌黑，胸满燥，客寒化热内陷矣。

淡豆豉　黑山栀　蒌皮　枳壳　郁金　连翘

温邪陷伏，心热，脘闷，神昏，脉反弱，此危症也。

川连　甘草　黑山栀　元参　木通

胃脘痛

少腹左胁皆属肝经，其气不和，则来乘胃，则胃脘痛。

川楝子　木瓜　延胡　当归　桂枝　茯苓　甘草　白芍

胃虚气馁，肝独横逆，以强凌弱，则胃脘痛。齿龈亦胃脉所荣，故为肿痛，法当和胃制肝。

人参　茯苓　白芍　陈皮　当归　川连

中脘得食则已，按之亦已，此虚也，宜补养不宜攻削。

桂枝　茯苓　白芍　半夏　南枣　吴萸　粳米

中脘痞痛及小腹，二便不利，不思食，食则胀，脉得涩小。正虚邪实，补泻两难。

生白术　枳实　茯苓　熟大黄　黄芩

脉弦虚，中痛及左胁下，腹鸣块起，病在肝脾。

柴胡　白芍　当归　茯苓　炙草　吴萸　半夏　广皮

脉弦，小腹痛，食①后胃脘痛，上至咽嗌。肝火乘胃，宜泄厥阴，和阳明。

川楝子　木通　赤苓　川石斛　木瓜　甘草②

肝气郁久，成火逆攻，胃气攻痛而呕，宜苦辛泄法。

川连　吴萸　茯苓　陈皮　川椒目　牡蛎　乌梅

木乘土

肝郁气结成聚，伏于心下，克制脾土，是以食入不运，脉弦不和，宜早图之。

香附　川连　干姜　枳实　赤芍　神曲　吴萸　半夏　甘草

病从少腹右痛，寒热呕吐，是肝病传脾，病去不复，寝食未能，如昔痛伤二气，总属虚象。议治厥阴阳明，和

① 食：原作“热”，据《静香楼医案·脘腹痛门》改。
② 脉弦……甘草：语出《静香楼医案·脘腹痛门》。

阳益阴法。

九孔石决明　生地　炙黑甘草　阿胶　淮小麦　南枣肉

肝胃不和，中脘作胀，纳谷尤甚，少腹少[1]块不和，亦属厥阴之病。

丹参　茴香　炒青皮　吴萸　元胡　香附　半夏　川楝肉

肿　胀

命门阳衰，脾失温养，不克健运，食后辄胀，法宜温补下焦。

金匮肾气丸去桂心，加椒目、沉香[2]。

腹肿身重，脾泄色黄，时有寒热，病在太阴，湿热不化，防成肿胀。

白术　川朴　茯苓　猪苓　陈皮　茅术　泽泻　干葛

遍体浮肿，大腹尤甚，湿热在脾，非细事也。

小朴　莱菔子　赤茯苓　石苇去毛　泽泻　桂枝　茅术

① 少：小。

② 命门阳衰……沉香：语出《静香楼医案·肿胀门》。

湿热蕴脾，满腹作痛，防成中满。

茅术　川朴　泽泻　蔻壳　鸡内金　乌药　麦芽

中虚脾阳不运，湿浊内阻，气机因之不畅。两脉迟弦，大腹满闷，两足微肿，日后防成中满。

於术　川椒目　腹皮　赤苓　陈皮　桑白皮　泽泻　麦冬五分，干姜同打　郁金　煅牡蛎　五加皮　香橼

积　聚

腹猝病满，岂是内病，又猝然消，少腹左右有块，如鸡子大，此必贼风邪气袭入太阴、厥阴之间。始而散大继而结聚，立则见卧则隐，病属无形，宜以千金万病蒺藜丸主之。

瘕气隐匿，脐之右旁，不时作痛，痛而不移。另有一块，似若痞状，上攻汩汩[①]有声而不痛，动气筑筑[②]。入夜发热，汗出过多，此营卫大伤，气血失和之象。

丹参　炙草　香附　茯神　杞子　紫石英　黄芪　煅牡蛎　白芍　归身　桂枝　橘核　黑枣

脉弦色黄，左胁有块，渐及中宫，食入艰运，倦怠不清。病在肝而逆在脾，其来由渐，其去亦未易也。

---

① 汩汩：动荡不安貌。

② 筑筑：跳动貌。

白术　厚朴　青皮　陈皮　香附　茯苓　神曲　川芎

阴亏夜热口干，脐下结块，时自攻逆，宜益阴气和肝气。

生地　鳖甲　甘草　牡蛎　牛膝　丹皮　青皮　地骨皮　白芍

肝风眩晕

夜坐久劳，胁下气升，耳鸣头晕，目睛暗黑无光，此肝风阳气上蒙清窍，久恐仆厥。

磁石地黄汤加五味子。

脾湿则便溏不实，肝旺则风动成晕恼怒，及春时而发，发必甚，以木旺于春而怒易伤肝也。

白芍　白术　天麻　炙草　羚羊[①]　广皮　茯皮　半夏　蒺藜　丹皮

水泛丸。

胁热攻胸及背，痰多，面浮，肢麻，肝[②]阳偏炽，盖血液虚则风易动，此皆性情中易于恼怒所致。

阿胶　生地　炙草　麻仁　麦冬　桑叶

---

① 羚羊：羚羊角。

② 肝：前原衍“盛”，据文义删。

肝风顽痰，上凌清窍，头晕欲仆，心泛作恶，久延防厥。

天麻　刺夕藜　白术　陈皮　炙草　半夏　首乌　归身　白芍　竹茹

咳　嗽

久嗽痰多，膈上右边痛，呼吸有声，脉来不静，饮食如故，此肺病也。风热久蓄，将成肺损。夫金伤者水必亏，宜以丸药补其下，以汤药清其上。

芦根　杏仁　米仁　瓜仁　桔梗　贝母　甘草　云苓

病后口干，咳嗽夜甚，脉数，阴气未复，宜治下焦。

熟地　牛膝　当归　炙草　山药　天冬　茯苓　泽泻

咳嗽口干，寒热汗多。

桂枝　杏仁　栝蒌根　干姜　五味子　炙草

风寒久伏，肺气壅塞，形寒身热，气逆咳嗽，先以疏解。

苏子　瓜蒌皮　白前　前胡　橘红　小朴　茯苓　杏仁　茅根

寒伏肺络咳嗽，遇寒则甚，病已三载，不易杜根。

半夏　橘红　葶苈　蛤壳　干姜　五味　银杏　牛膝炭　冬瓜仁

咳嗽有年，近日风邪外吸，引动痰饮咳嗽，卧不着席，因风寒久伏，根深蒂固，恐难奏功于旦夕。

紫菀　百部　荆芥　炙草　款冬花　白前　苏子　炼白蜜

寒伏肺络，喘咳声嘶，乃金实无声也。

麻黄　杏仁　贝母　紫菀　甘草　款冬花　瓜蒌皮　桑叶　银杏

风寒久伏，咳甚在夜，形瘦气逆，阴虚可知。

南沙参　云苓　半夏　归身　紫菀　橘红　苏子　牛膝炭　芦根

风寒深入，咳嗽声哑，喉痹作痒，自去秋迄今不瘥。食少便泄，幸经水尚通，然病已深沉，急宜静养。

阿胶　杏仁　花粉　柿霜　牛蒡子　兜铃　桔梗　人中白　射干　元参　甘草　薄荷　元米　竹茹

吐　血

心肾交虚，痰涎内生，时复见血，宜以六味治肾，以补心养心，使水火相交则愈。

风温上受，风郁热生，咽痛烦咳，震动痰血，以清肃上郁，薄味调理。

桑叶　象贝　牛蒡子　杏仁　沙参　射干　连翘

久咳痰带血丝，纳谷已减，络热胃损，最宜戒酒与辛辣，治以甘寒不伤胃口者宜之。

玉竹　麦冬　蜜炙知母　炒川贝　沙参　青甘蔗汁

劳伤失血，咳嗽不止，盗汗，肢麻无力，食减，恶寒火升，阴阳两损，虚病之难治者。

熟地　茯神　五味　炒黑枸杞　虎骨　炒黑沙苑子

悲哭饮酒，致吐食带血胃伤，阳明经脉不司束固，周身皆痛。

扁豆　谷芽　钩钩　茯苓　川石斛　炒丹皮

血溢身热，于法为逆，虽挟时然，久留不散，亦为患不细。

小生地　荆芥　丹皮　青蒿　白芍　茺蔚子

失血不足虑，所虑者咳而呕，呕而能食耳，脉得数大，时有火升，此肾[1]虚而兼胃弱，治之非易。

人参　麦冬　陈皮　枇杷叶　半夏　茯苓　木瓜　白粳米

脉如控弦，非失血咳嗽所宜，以其阳强而阴弱也。

生地　犀角　白芍　丹皮　甘草　元参

---

① 肾：原作“贤”，据文义改。

痰中有小血散漫，此心病也。口干心热，当是伤暑，暑喜归心故耳。

生地　茯神　扁豆　麦冬　竹茹　甘草　藕汁[①]

素无虚损，而暴见血逆，脉右之部但见肝脉。未失血前，中宫先有滞闷，且有嗳气。肝脏之火，郁极而发，与劳损阴虚不同，宜以转逆为顺，语云血病见血自愈，此之谓也。

吐血后隔满不食，便反溏。

小蓟　小生地　楂炭　桃仁　丹皮　赤芍　广郁金

久咳见血，而脉不数，宜以酸味收之。经云肺欲收，急食酸以收之。

六味汤加五味子。

温邪入于营分，血从内溢，瘀去新存，庶可无恙。

白芍　炙草　广皮　茯苓　丹皮　竹叶

浊火凝痰随气逆，甚则血亦从之，此症利在清降，虽在产后，不可以消痰导瘀为事。

芦根　枇杷叶　郁金　广皮　枳实汁　象贝　知母

① 痰中有小血……藕汁：语出《静香楼医案·失血门》。原方有“丹皮”。

立秋节前陡然失血，因心肝志火上升，逆击动阳络所致。咳仍不减，症势非轻。

瓜蒌皮　杏仁　川贝　牛膝炭　紫菀　葶苈　黑山栀　前胡　生苡仁　桃仁　苏子　冬瓜仁　芦根　大枣

咳嗽有年，近又见血，左脉弦硬，乃木火刑金之象。

荆芥炭　金沸草　杏仁　紫菀　花粉　石决明　苏子　前胡　川贝　牛膝炭　生蛤壳　鲜沙参　丝瓜络

血已止，咳渐减，转方清肃上焦。

马兜[1]　花粉　阿胶　紫菀　桑白皮　橘红　冬桑叶

咳伤阳络，痰中血紫且殷，此风寒久伏挟伤，不可忽视。

鲜生地　炒桃仁　牛膝炭　女贞　旱莲草　血余炭　山栀　荆芥炭　制军炭　生扁豆　茜根炭　杏仁　扁柏炭

投缪氏导血归原法[2]，血止[3]什五顷。诊两脉弦浮带涩，必有风伤积瘀在络，络脉不宣则血上溢矣。

杜苏子　归尾　苏子　前胡　延胡　降香　血余炭　荆芥炭　鲜生地　茜根炭　旱莲草　军灰

陡然失血，阳络损伤，血溢色红且紫，胸膈掣痛，火升颊赤，食少体倦，两脉弦浮带芤，此积伤在络，肺胃气

① 马兜：马兜铃。
② 导血归原法：语出缪希雍《医学全书·卷一·论治血三要》。
③ 止：原无，据前文补。

火有余，久延非善。

旋覆花　炒桃仁　制军炭　扁豆　川广郁金[1]　枳壳　女贞子　茜根　旱莲草　丹皮　鲜生地　穞豆衣　新绛　参三七

两脉细数，舌刺红无苔，咳逆，曾经见血，形瘦色枯。虽系风寒起因，而持久精血残惫，上损及下，治肺无益。

黄柏盐水炒　熟地　猪脊经[2]　阿胶蛤粉炒　牛膝炭　炙龟板　橘红　茯神　花粉　女贞子　知母盐水炒

去秋失血之后咳嗽纠缠，气逆如喘，两脉细数少神，乃金水两亏，入损可虑。

阿胶　川贝　牛膝炭　海浮石　南北沙参　茯神　木蝴蝶　橘红　苡仁　冬瓜仁　苏子　枇杷叶

金水两亏，咳嗽气浅，不时失血，年已六旬，不易除根。

瓜蒌皮　茯苓　贝母　花粉　牛膝炭　女贞子　旱莲草　粉前胡　银杏　苏子　紫菀

季夏木火当旺，阳升血溢，曾见数次，幸不咳嗽，此

---

① 川广郁金：川郁金和广郁金。

② 猪脊经："足痿遗精丸方"作"猪脊筋"。

阳络损伤，积瘀在络，戒恼怒节劳，方保血不上溢。

女贞子　扁豆　旱莲草　山栀　血余炭　剪草　石决明　桃仁　扁柏炭　制军炭

痰

脉濡而躁，食入艰运，神志倦怠，痰多气促，其病在脾与肾，治宜健养中气。

焦茅术　益智仁　枳实　半夏　云苓　橘红　石菖蒲　神曲

下虚上实，宜治其上，真气归原，痰逆自降，宜以六味丸主之。

每日服六味丸三钱。

厥阴阳明热痰相激之症，宜清肝和胃法。

羚羊片　茯苓　广皮　白风米　半夏　钩钩　芦根　枇杷叶

痰稠，口干，胸满，宜清润不宜温燥。

旋覆花　茯苓　贝母　炙草　瓜蒌仁　麦冬　橘红　蛤粉

嘈杂，得食则已，此痰火内动，心胃阴气不足。

生地　山栀　半夏　麦冬　茯苓　丹皮　竹茹　炙草

痰郁心胞，神明遂闭，所见所有，皆是妄耳，宜从下夺痰则愈。

服妙香丸，姜汤送下。

暑湿所结之痰，先心胃而遍经络，宜其中满不舒，而肢体动颤不止也。

温胆汤加胆星。

痰　饮

肝气上逆，肺气遂闭，喘急胸满，所由来也。里气未平，更感客邪，舌白，发热，欲呕，并挟痰饮病气，不为不多矣。

制半夏　杏仁　通草　广皮　薄荷梗　郁金

短气眩悸，的是饮病，肾气[①]亦是饮药。况头汗出，小便少，腰膝痛，夜必头痛等病并见乎。

风温挟痰饮交结膈胃，发则寒热，欲呕脘闷，治在表里分消。惟足冷面油，正气不固，不宜过行攻发耳。

半夏　黄芩　薄荷　广皮　白蔻仁　通草

饮气充塞，中外皆塞，真气不守，殊足虑也。

白术　茯苓　白芍　干姜　五味子　淡川附

---

① 肾气：指肾气丸。

心膈及胁支满，两乳或腿腹或臂牵引瞤惕，此是痰饮在心膈，上下阻遏诸经气血之路，故有是病。古人治此多用控涎丹之治法，非徒降之消之已也。此风温暴感，咳嗽痰黏，先以辛润治之。

积饮上逆，则眩且哕，旁攻则四肢骨痛，病虽分脉尚清，非风寒痿痹之比。

温胆汤加枇杷叶、生姜。

素有积饮，加以客邪外感在肌肤，内连脾肺，和理中上，自可渐安，慎勿误作虚劳治之。

郁金　茯苓　杏仁　地骨皮　桑叶　炙草　粳米

咳逆上气，多从饮治，但脉动数，恐入虚损之途。

紫菀　杏仁　半夏　五味子　炙草　淡干姜　白前　茯苓

痞　满

素有梦泄，肝肾必伤，虚气上气，痞塞中焦，诊得脉虚，色白不泽，舌赤无苔，其为虚痞而非实滞可知，先治标而后治本。

川椒　茯苓　牡蛎　白蒺藜

丸方

熟地　菟丝子　五味　山药　龙骨　益智仁　茯苓　远志　杜仲　炙草　莲子肉　沙苑子

蜜丸。

下焦气化不行，小便溺[①]，大便溏薄，腹满。

茯苓　木瓜　川朴　陈皮　泽泻　米仁　椒目

又，去米仁，加益智仁。

痰气交结，心下痞塞，脉大按之空。

制半夏　茯苓　代赭石　旋覆花　陈皮　炙甘草

气郁不解，郁久成火，上为咽干，下为痞满。

紫菀　淡豆豉　枳壳　郁金　杏仁　焦栀　蔻仁　桔梗

脾胃素虚，复[②]感时邪，胸满气逆欲吐，宜和中解散。

制半夏　芦根　陈皮　茯苓　竹茹　枇杷叶

胸满欲吐，吐后反安，此邪在上中二焦，当从和解之法。

半夏　藿梗　蔻仁　滑石　通草　竹叶

脾湿气滞，纳谷作胀，至晚欲呕，及肝脾不和，中满之渐。

---

① 溺：无节制。

② 复：原作"腹"，据文义改。

半夏　川附　川连　生熟苡仁　川椒　干姜　川广郁金　吴萸　柗香

湿热内蕴，满腹作痛，中满。

茅术　川朴　青陈皮　砂仁　泽泻　乌药　猪苓　枳壳　炒麦芽

噎隔反胃

朝食暮吐，肝胃克贼，病属反胃。

半夏　赭石　旋覆花　茯苓　枇杷叶　吴萸　炙草　生姜　粳米①

胸痞不开，食隔不下，病成噎隔，得之气郁，治之非易。

旋覆花　代赭石　陈皮　枇杷叶　半夏　茯苓　芦根　白风米

衰早，病成反胃，食入辄吐，脉虚涩，难治。

照前方去芦根，加吴萸、生姜。

食入辄吐，肝邪犯胃，名曰翻胃，难治。

旋覆花　半夏　赭石　枇杷叶　川附　茯苓　吴萸

---

① 朝食暮吐……粳米：语出《静香楼医案·呕哕门》。原方有“人参”。

粳米

呕　　吐

呕吐不止，二便不行，当是胃气上逆，宜先和而降之，咳嗽非所急矣。

脉右弱左弦细，知阳土弱而阴木乘之也，养胃之中略兼治肝。

人参　川石斛　茯苓　木瓜　半夏　枇杷叶

久嗽多汗，起即欲呕，饥不能食，脉虚如数，肺气胃气俱并不足，客邪情志兼而有之，愚见不治肺而治胃，胃和肺自安也。

半夏　麦冬　茯苓　陈皮　粳米　枇杷叶

呕恶已止，咳亦稍减，乃宗前意。

半夏　茯苓　陈皮　芦根　麦冬　川斛　粳米　枇杷叶

形瘦脉弱而数，时时吐清液，恶心少食，此脾胃虚薄不能约束精液，治在中焦。

人参　茯苓　半夏　枇杷叶　陈皮　粳米　石斛

肝胃不和，痧秽阻中，脘痛呕吐不止，苦降可投。

川连吴萸二分①煎汁炒　苏叶　橘红　炒枳实　丹参　半夏　赤苓　蔻仁　干姜　竹茹姜汁炒　降香　楂肉

脘痛渐止，呕吐未降。

前方去丹参、蔻仁、苏叶、橘，加乌梅、川椒、猪苓、葛花、鸡距子②。

胸肺二痹

气满不行，胸痞，肢胀，脉大。

紫菀　枳壳　桔梗　杏仁　郁金　白蔻仁

肺郁胸满。

紫菀　杏仁　枳壳　桔梗　橘红　郁金

肺满不释，转增咳嗽，肺邪欲达，但嫌脉象虚耳。

薤白　厚朴　瓜蒌　半夏　杏仁　枳壳　白酒

肺气郁闭，呼吸不利。

紫菀　杏仁　枳壳　蔻仁　淡豆豉　山栀　桔梗　郁金

肺郁气逆。

枳壳　归身　杏仁　郁金　桔梗　陈皮　苏梗

---

① 分：原无，据文义补。

② 鸡距子：枳椇子，又名拐枣。

肺胃气滞。

紫菀　枳壳　归身　知母　杏仁　桔梗　郁金、橘红

气不得下行而但上逆，治节之权废矣，虽有良剂，恐难奏功。

紫菀　杏仁　茯苓　桑皮　竹沥

便　闭

肠中变化失司，胃气不得下行，是以有不饥少食之症耳。然小肠大腑非苦不通，以六腑皆阳气窒则变矣。用小温中丸，冀得小效。

鸡肫皮　砂仁壳　陈皮　青皮子　芦荟　胡黄连

为末水泛丸。

脾郁者湿易积，湿积者热易聚，此腹满所由来也。然湿积热聚，舌反干燥，便反闭结者，湿气成聚不复四布。

喘逆上气

气虚喘满，非补不克。

加味八味丸三钱，淡盐汤送下。

喘而盗汗，脉数，此虚劳之渐也。

都气丸三钱。

喘而中满心闷，有痰阻在上中焦也。

葶苈　杏仁　紫菀　厚朴　苏子　大枣

久咳不已，近复喘，胸中满，脉不数，痰多，因痰火上逆，不宜遽作虚劳治之。

蒌霜　紫菀　贝母　桑皮　杏仁　花粉　橘红

喘咳寒热，腹痛便泄。

白芍　茯苓　赭石　炙草　旋覆花　丹皮　青蒿　陈皮　鳖甲　枇杷叶

两手寸脉浮大，关尺沉小，气上而不下，喘咳痰多，肝肾之气，上冲于肺。宜以肾气丸补而导之。

服肾气丸三钱[①]。

宿哮四载，遇寒即发，咳喘不卧。刻下气喘平，咳嗽未止，肃肺化痰缓图。

苏子　干姜　五味子　半夏　橘红　紫菀　桂枝　炙草　款冬花　银杏

肺主出肾主纳，纳气少收摄则逆为喘，宗经旨上病治下[②]。

---

① 两手寸脉……服肾气丸三钱：语出《静香楼医案·咳喘门》。

② 下：后原衍“治”，据文义删。

熟地　半夏　橘红　麦冬　茯神　五味子干姜五分同打　杞子　牛膝　归身　南北沙参　炙草　青铅　坎气　蒲桃

黄　疸

面黑目黄，脉数而微，足寒至膝，皮肤爪甲不仁。此其病深入少阴而其邪则仍是酒热，得之过饮及女劳也。

服肾气丸①。

风　寒

头面肿痛，此风邪上盛，宜辛凉解散。

荆芥　杏仁　桔梗　牛蒡子　连翘　薄荷　甘草　马勃　苍耳子②

体虚受邪，肢冷身热，不可攻发，惟宜轻剂解散而已。

薄荷　杏仁　淡芩　广皮　淡豆豉　连翘

身热肢寒，病涉少阴，与邪在阳经者不同，拟仲景通逆法主之。

柴胡　白芍　枳实　甘草

肺虚气散不收，嚏涕不止，易感风邪，宜玉屏风散。

---

① 面黑目黄……服肾气丸：语出《静香楼医案·黄疸门》。

② 头面肿痛……苍耳子：语出《静香楼医案·外感门》。原方无“连翘”。

黄芪　白术　防风　牡蛎　炙草　茯苓

病气退舍，胃气未清，和之表之，自可霍然。

人参　茯苓　益智仁　半夏　广皮　粳米

手足厥冷，腹痛，气喘，谵语，邪入阴经，涉非轻涉。

柴胡　炙草　杏仁　白芍　枳实　川通[①]

中寒气结，上逆为呕。

半夏　干姜　广皮　炒米仁　吴萸　厚朴　茯苓

暑　　湿

暑风挟痰饮相合为病，尊年气衰，最要小心。

藿梗　半夏　陈皮　茯苓　杏仁　六一散

内虚复感暑风热，宜先清散而后固中。

香薷　石斛　茯苓　竹叶　甘草　生扁豆

湿胜则自汗身倦。

藿香　川朴　炙草　滑石　茯苓　广皮　神曲

身中疼痛，汗多，至晚寒热足冷，此病属暑湿内挟食

① 川通：川木通。

滞也。

藿香　豆豉　广皮　通草　木瓜　川朴　半夏　神曲

伤感痧秽，热闷，腹痛，欲呕，宜辛开酸泄治之。

藿香　川朴　杏仁　木瓜　蔻仁　半夏　陈皮

发热五日不止，头汗足冷，舌白，腹满恶心。此时邪挟食交结不解而正气适虚，非小恙也。

藿香　半夏　竹茹　陈皮　葱白　豆豉

高年气衰，又受时邪，不发则邪不出，发之则气不支，姑以轻剂解之。

藿香　半夏　竹茹　杏仁　陈皮　葱白　淡豆豉　生姜

燥　火

令火既炎，真火复炽，一阴独虚，不能治之，法宜滋养。

熟地　牡蛎　女贞子　石斛　天冬　龟板　茯苓　甘草　丹皮

气郁成火，适与火合相感，龈[①]肿舌麻，肌生痊痱[②]，

①　龈：原作"银"，据文义改。

②　痊痱：当作"痤痱"，皮肤病名。痤，疖子；痱，痱子。

法当以微辛微凉之品解之。

荆芥　连翘　丹皮　石斛　竹叶　甘草

心脉独动，知平日用心太过，血少而火多，故每有思维则血不用而先动，宜以养血为主而清火佐之。

生地　元参　天竺黄　枣仁　茯神　远志　柏子仁　甘草

木火交炽。

细生地　丹皮　黑山栀　白芍　甘草　木通　竹叶　灯心

风　温

风温袭入肺胃。

桑叶　连翘　淡芩　贝母　杏仁　花粉　广皮　芦根

风温挟虚，身热足冷，腰痛脉软，不宜过于攻发，议轻剂清解。

淡豆豉　连翘　陈皮　葱白　薄荷　淡芩　楂肉

汗出热不退，面赤戴阳，腰痛足冷身痛，风温挟虚，非轻候也。

秦艽　淡豆豉　杏仁　连翘　通草

风火闭塞，太阴不清，治宜辛凉解散。

牛蒡子　连翘　桔梗　花粉　杏仁　甘草

风火，身热肢痛，邪在阳明之经也。

薄荷　黄芩　秦艽　防风　连翘　甘草

风温郁于肺胃，咳而胸满，以疹出邪退为佳。

薄荷　枳壳　荆芥　杏仁　牛蒡　连翘　桔梗　甘草

风热气郁交结，治先宜疏通。

制半夏　郁金　木通　杏仁　厚朴　广皮　枳壳　苏梗

温　热

夜热，脘痛，无汗。

淡豆豉　山栀　枳实　陈皮　杏仁　厚朴

热伤津液，脉细口干，难治。

芦根　川斛　细生地　梨汁　麦冬　知母　甘草　蔗浆[①]

汗出，身热，足冷，宜阳旦汤。

桂枝　白芍　陈皮　生姜　炙草　淡苓　厚朴　大枣

---

① 热伤津液……蔗浆：语出《静香楼医案·伏气门》

发热无汗，脉小无力，非轻候也。

青蒿　葛根　黄芩　淡豆豉　知母　甘草

身热足冷，汗出不解，正虚邪实之候也。

青蒿　淡豆豉　甘草　连翘　山栀　通草

时邪发热，七日不解，脉虚形瘦，尚防增重。

芦根　连翘　贝母　枳壳　花粉　桔梗　杏仁

邪气未退，津液已枯，舌干而光，神倦瞳高①，亦危病也。

细生地　麦冬　知母　广皮　玉竹　芦根　甘草

冬　温

冬温之邪袭入厥阴之络，腰痛，少腹拘急，与三阳受邪者不同。

金铃子　赤芍　橘核　当归　茯苓　木通

舌干无液，脉细无神。

细生地　麦冬　知母　芦根　郁金　蔗浆

冬月温邪内伏，入春寒咳嗽身痛，微汗乃解，治与温疟同治。

---

① 瞳高：戴眼。即目睛上视而不能转动。瞳，原作“肿”，据文义改。

桂枝白虎汤。

冬温不解，液涸气衰，若非急救阴液恐不能为功。

生地　麦冬　知母　花粉　芦根　蔗浆

右脉大，舌黄不渴，呕吐痰黏，神燥语言不清，身热不解，此劳倦内伤更感温邪，须防变症。

厚朴　茯苓　六一散　陈皮　蔻仁　竹叶　石菖蒲汁

正虚之体，邪气欲必与正气俱出，所以汗出肢冷，此诊气不加喘，脉尚完固，不必虑其脱矣，当以甘辛温轻剂主之。

人参　白芍　广皮　炙草　桂枝　茯神　生姜　大枣

脉数，食少便溏，咳逆，稚年阴亏防成弱症。

白芍　炙草　广皮　泽泻　砂仁　川连　神曲　云苓　麦冬

脉虚津亏，虽头痛身热不可发汗，宜轻剂调之。

淡豆豉　知母　桑寄生　花粉　秦艽　葱须

疟　疾[1]

暑风相搏，发为时疟，胸满作哕，汗不足，邪气未

① 疟疾：本目录下有疟疾、痢疾两病医案，故“疟疾”作“疟痢”为宜。

尽，解法当苦辛温治之。

藿香　杏仁　川朴　通草　半夏　陈皮　竹叶　荷梗①

疟来头痛，口干，无汗，脉小，便溏。

柴胡　黄芩　葛根　花粉　陈皮　炙草

三阴疟后口干不渴，多吐寒痰，小便黄赤，少腹拘急，此湿痰伏暑，两相蒸郁而伏处最深，尤难清理。兹就来方，便为增损，诸维撙节②，自爱为佳。

首乌　柴胡　知母　鳖甲　茅术　茯苓　陈皮　炙草

三日疟，脉弦数，口干溺赤而恶寒自汗，阳外阴内，宜和营卫。

柴胡　黄芩　甘草　生姜　桂枝　知母　白芍　大枣

疟久邪恒入络，络主血，邪结血分则为疟母，仲景鳖甲煎丸，专以升降通瘀治污。盖寒热不离少阳，久必入肝，肝藏血，左胁为肝，当如是。但久有遗精，食不能化诸恙，若一于攻，邪未能却，病冀如养，正气旺邪自除矣。

早服炒香丸，晚服阿魏丸。

---

① 暑风相搏……荷梗：语出《静香楼医案·疟疾门》。原方无“竹叶”。

② 撙（zǔn）节：调节，调理。

热病继疟，交冬已止，今食难化，大便溏泄，左胁已成疟母，咽喉欲坠，神疲力乏病从醒太早，致湿聚气阻。治法疏补脾胃，忌浊滞油腻闭气等症。

於术　茯苓　泽泻　川朴　益智仁　猪苓　茵陈

疟三日乃发，是邪在阴经，经[①]年虽止，正伤难复，卫气外泄，汗出神疲。治宜温中益气，气血渐衰，尚节劳爱养为佳。

养营丸　煨姜三两　南枣肉[②]四两

煮汁泛丸。

暑风痰饮相合为疟则呕吐、肢麻，病在太阴阳明。

半夏　广皮　茯苓　黄芩　川朴　蔻仁　生姜

疟后恶风，食入则胀，宜理中焦兼调营卫。

桂枝　半夏　炙草　广皮　白芍　川朴　生姜

湿热伤脾，下痢气急，非轻候也。

香薷　赤苓　陈皮　楂肉炭　川朴　通草　块滑石

久痢脏虚，阴阳并伤，枢机失运，不可清利，惟宜治下。

肾气丸三钱

---

① 经：此后原衍“轻”字，据文义删。

② 南枣肉：即南酸枣肉。

余邪内陷成痢，欲呕，胸腹满痛，脉得涩弱，有阴伤气脱之虞，当求仲景泄热法。

人参　茯苓　炙草　生姜　半夏　黄芪　白芍

时邪侵入太阴为痢。

藿香　干葛　黄芩　甘草　川朴　木通　滑石　木瓜

厥痢戴[①]阳，喘闷热渴，邪气深入，温清俱碍，仲景四逆散庶几有当。

柴胡　白芍　炙草　枳实

又，竹叶　花粉　石斛　木通　甘草　麦冬

湿热内郁，风寒外来，疟痢并作，口干腹痛，胸满不食，反邪气愈深，脉数而劲，于法为逆。

桂枝　黄芩　炙草　当归　木瓜　白芍　茯苓　吴萸

下痢里急，利后暂宽而[②]急，脐腹觉热，口干作甜，此肠中有积不去也。

制军　黄芩　赤苓　枳壳　白芍　炙草　归身

暑湿外侵经络则为疟，内动肠脏则为痢，而所恃以攘外安内者，则在胃气，故宜和补之法，勿用攻急之剂，恐邪气尽入于里也[③]。

---

① 戴：原作“载”，据文义改。

② 而：然后，接着。

③ 暑湿外侵……入于里也：语出《静香楼医案·痢疾门》。

体素阴亏，暑邪外感成疟，邪入厥阴，溺血并痛，阴复伤矣。脉弦而劲，中痞食少，法当清中养阴。

川石斛　炙草　广皮　竹叶　丹皮　茯苓　生地

但寒无热而舌色如绛，口干无液，其为邪蕴不达可知。腹满便溏，少虑其传为滞下，殊非轻候。

柴胡　知母　橘红　竹叶　木通

表里受邪而气复不周，是以寒热而喘，腹痛而自痢也。宜小柴胡汤合黄芩汤治之。

柴胡　黄芩　白芍　甘草　半夏　枳壳

经先期三日，寒多热少，脉左弦大，血分偏热，宜治厥阴疟邪。

鳖甲　桃仁　桑叶　丹皮　青蒿　川贝母

泄　泻

恼怒伤中，湿热乘之；脾气不运[①]，水谷并趋大肠而为泄[②]。腹中微痛，脉塞不和，治在中焦。

藿香[③]　川朴　神曲　泽泻　茯苓　陈皮　木瓜　扁豆[④]

---

① 运：原作“逆”，据《静香楼医案·泄泻门》改。

② 而为泄：据《静香楼医案·泄泻门》补“而”“泄”。

③ 藿香：《静香楼医案·泄泻门》作“藿梗”。

④ 恼怒伤中……扁豆：语出《静香楼医案·泄泻门》。

耳鸣头痛，食入则胀，腰痛便溏。

川芎　山栀　香附　神曲　蒺藜　甘菊

中焦不运，痞闷泄泻，湿热食滞交阻。

茅术　香薷　陈皮　神曲　厚朴　泽泻　炙草　茯苓

脾虚不运，水谷不分，便泄溺少，腹满防胀。

白术　川朴　苓皮　泽泻　猪苓　宣木瓜

时邪犯胃，吐逆便泄，手足腹冷，非轻候也。

藿香　木瓜　茯苓　半夏　广皮　川椒

五更溏泄，腹鸣，足胫浮肿，脉反搏大，正气衰，病气甚，非细事也。

补骨脂　木香　肉果[1]　五味子　云茯苓　菟丝子

便　血

泻痢便血，五年不愈。色黄心悸，脉数不柔，肢体乏力，此病于脾阳不振，继而脾阴亦伤。所续见口干、脉数，治当阴[2]阳两顾为得。

人参　焦术　附子　黄芩　炙草　熟地　阿胶　白芍

---

① 肉果：肉豆蔻。

② 阴：据《静香楼医案·大便门》补。

灶中黄土[①]

咳嗽，便血，色黄，脉濡，心嘈若饥，头晕心悸。

生地　白芍　赤小豆　地榆炭　炙草　阿胶　黄芩　炒蒲黄　归身

饮食伤脾，腹痛便血，色黄，肢软，脉弱。

白芍　炙草　广皮　牛角鳃[②]炭　楂肉　神曲　丹皮　麦冬

脾热口干，便溏下血。

白芍　黄芩　炙草　地榆炭　生地　茯苓　广皮

痿　痹

少阴三疟，三年乃愈，因病致伤未复。畏寒盗汗，行走气喘，精血内亏，气既难充，精亦易泄，须摄下真，俾阴充阳密，非缕治可愈。

熟地　山药　萸肉　五味子　青盐　茯苓　聚精丸　菟丝鱼膝丸

头　痛

头额至鼻重痛而热，易衄，常咽痛，此风湿热之气交

---

① 泻痢便血……灶中黄土：语出《静香楼医案·大便门》，原方“灶中黄土”作“伏龙肝”，无“白芍”。

② 牛角鳃：又名牛角胎、牛角笋。为黄牛或水牛角中的骨质角髓。

炽于上也。

小生地　丹皮　茯苓　连翘　甘草　犀角　川芎　菊花　山栀

风热上盛，头痛不已，如鸟巢高巅，宜射而去之。

制大黄　犀角　川抚芎　细茶叶[①]

头痛目眩，身痛，时有寒热，胸膈不利。

杏仁　郁金　钩钩　秦艽　薄荷　广皮

胁　痛

胁痛遇春即发，过时即止，此肝病也。春三月肝木司令，肝阳方张，而阴不能从，则其气不达之处故痛。交秋冬肝气就衰，与阴适协故不痛也[②]。是宜预养于秋冬收藏之地，以为来春宣发之基。

脉数不柔，口干，胸胁板实[③]不舒，皮中常起小块，硬痛不消，此气不行血少不流，而火从内郁，治之非易。

当归　丹皮　生地　知母　贝母　郁金　麻仁　阿胶　茯苓

两胁、少腹部属厥阴，阴部风邪乘之，气血不通则

---

① 风热上盛……细茶叶：语出《静香楼医案·头痛门》。

② 胁痛遇春即发……故不痛也：语出《静香楼医案·肢体诸痛门》。并载方："阿胶、白芍、茯苓、丹皮、茜草、炙草。鲍鱼汤代水。"

③ 板实：硬实。

痛，是当通厥阴之络，不宜损阳明之腑，营卫有伤痛斯盛矣。

川楝子　木瓜　吴萸　归身　橘叶　枳壳　桃仁　生甘草

温邪伤肺，恼怒伤肝，拟以黄古潭[①]法加减，和肝清肺。

瓜蒌　红花　甘草　杏仁　桃仁　芦根

病后中气未复，饮食难运，右胁下痛，大便溏泄，法宜调畅脾胃。

白芍　炙草　广皮　茯苓　神曲　柴胡　香附　泽泻

寒热之后，咳嗽胁痛，痰多，宜清肺通络。至于肝肾之虚，当以丸药缓图。

瓜蒌　贝母　杏仁　茯苓　旋覆花　猩绛　甘草

腹　痛

心腹痛，脉弦，色青，是肝病也，宜苦辛泄之。

川楝子　当归　川椒　延胡　茯苓　木瓜

脉虚，腹痛当脐，经后腹必痛数日，此冲任虚寒，不

① 黄古潭：明代医学家，安徽黟县人，擅长治疑难杂症，著有《赤水元珠医旨》行于世。

可攻克。

川桂　白芍　炙草　当归　饴糖

肝脏失调，侵脾则腹痛，侮肺则干咳，病从内生，非外感客邪之比，是宜内和脏气，不当外夺冲气者也。但脉弱而数，形瘦色稿①，上热下寒，根本已离，恐难全愈。

当归建中汤。

饮食伤脾，风寒袭表，食入则腹痛便泄，至晚寒热交作，内伤挟外感之候也。但形脉并弱，表不可散，里不可攻，惟宜和养中气而已。

白芍　炙草　广皮　茯苓　谷芽　鲜石菖蒲

虚寒在下为当脐痛，食入不消，浮热在上为咽中痛而声哑，冷热难以并投，上下理合分治。

治下，熟地炭、茯苓、沉香、五味、巴戟、菟丝子。

治上，补肺阿胶散加元参、贝母。

腰　痛

口干，盗汗，心热，腰痛，脉数，阳旺阴衰，病在心肺与肾，法当养阴抑阳②。

生地　地骨皮　小麦　川石斛　炙草　牛膝　枣仁

① 稿：通“槁”。干枯。

② 阳：原无，据文义补。

麦冬　白芍

先写①后热，继复腰痛，风气内阴络外达阳府，不与时病同治。

荆芥炭　黑大枣　茯苓　甘草　陈皮　桑寄生

食少便溏，咳则腰痛，此脾肾病也，宜先健脾。

白术　茯苓　炙草　干姜　五味子　白芍

肩背臂痛

身半以上痛引肩臂，风温在手太阴之分，故气促不舒，胸肤高起，治在经络。

活络丹。

右肩背偏痛引及臂痛肢麻，此阳气已薄不能护养所致，诊脉缓小。

桂枝　赤苓　海桐皮　当归　炙草　羌活　白术　片姜黄

诸　痛

病在环跳，后遇风冷，劳动即发，喜暖恶寒。近日入夜咳逆痰稀，乃暴冷则伤太阴，内虚则伤少阴，水泛浊痰

① 写：通“泻”。

上涌，虽年壮[1]盛，而阳气不足，宜以补纳为治也。

肾气去牛膝、肉桂，加五味子、炼白蜜。

向系阳气不足，酒食太过即泻，痛着脐下背，嗳气，气窒不舒，必湿聚痰凝，久则络脉不通，而痛引前后也，当从郁门议治。

茅术　苏梗　陈皮　云苓　延胡　腹皮　川朴　生香附汁

脉大缓而无力，色黄痿瘁，喜暖恶寒，心下痛连胁肋，此劳倦内伤，久则延成脾厥，脾主营，宜以辛甘温养经络。

当归　抱木茯苓[2]　炙草　炒黑远志　桂圆肉

牙龈常紫，膝盖酸痛，上年秋季为甚。此温邪阻于经络，阳明之气不司束筋利机，宣通脉络之壅，使气血和平则愈。

金毛狗脊　蒺藜　白芍　防己　油松节　炒黑远志

米仁汁泛丸。

阳气衰微，不养于筋，风寒乘之，挛急作痛，苡仁附子散主之。

---

① 壮：原作“牡”，据文义改。

② 抱木茯苓：亦称抱木茯神。因其抱附松根而生，故名。

苡仁　附子　当归　白芍　炙草

脾肾[①]寒湿下注，右膝胫肿而色不赤，其脉尚迟缓而小促，食少辄欲呕，中气之衰亦已甚矣。此时当以和养中气为要，膝痛之处姑而不论，且未有中气不足，而膝肿得愈者也。

人参　茯苓　半夏　广木瓜　益智仁　炒米仁[②]

脑后为督脉所过之地，风寒乘之脉不得通，则恶寒而痛，法宜通阳。

鹿角屑　白芍　炙草　生姜　大枣　当归　川桂枝　半夏

寒湿中经，左腿重痛。

川桂枝　独活　杜仲　远志　川断　木瓜　萆薢

身痛偏左，血不足而风乘之也。

半夏　秦艽　归身　陈皮　茯苓　丹参　川断　炙草[③]

疝　气

肝气内结，聚于少腹之下，将成疝气。

---

① 肾：原作“胃”，据《静香楼医案·肢体诸痛门》改。

② 脾胃寒湿下注……炒米仁：语出《静香楼医案·肢体诸痛门》。原方有“广皮”。

③ 身痛偏左……炙草：语出《静香楼医案·肢体诸痛门》。

川楝子　当归　丹皮　橘核　桂枝　楂核　茯苓　青皮

脉微涩左弦，跗廉[①]麻冷，走动无力，少腹微满，睾丸日肿，察色神呆衰老，畏风怕冷，阳虚，疝痗[②]难痊。

人参　炒川椒　炒黑杞子　当归　茯苓　熟附子　茴香

心下痞，按之硬，劳动则上逆而呕，外肾肿大而冷，得温[③]则散，是上有寒饮而下有寒疝也，宜温之。

附子　干姜　肉桂　川椒　橘核　白芍　白术　茯苓

耳目齿鼻

脉数，耳鸣，吐痰，天柱[④]与腰酸，两足常冷。此阴亏阳升，当填补实下。

熟地　萸肉　鹿角胶　菟丝子　杞子　山药　龟板胶[⑤]

少阳之脉耳中走耳外，是经有风火，则耳浓而鸣，治宜清散。

---

① 跗廉：足背两侧。
② 痗（mèi 每）：疾病。
③ 温：原作“湿”，据文义改。
④ 天柱：颈骨。
⑤ 脉数……龟板胶：语出《静香楼医案·肢体诸痛门》。

薄荷　连翘　菊花　赤芍　甘草　木通　蒺藜　淡芩[1]

火升头痛耳鸣，心下痞闷，饭后即发。此阳明少阳二经痰火交郁，得谷气而滋甚，与阴[2]虚痰火不同，先宜清理，继与补降。

羚羊片　茯苓　半夏　橘红　竹茹　钩钩　炙草　川石斛[3]

风火在肺，肺之络会于耳，故鸣而不聪。

薄荷　杏仁　淡芩　甘草　桔梗　连翘　木通

风火相搏，头痛，目赤，耳鸣。

薄荷　枳壳　黄芩　杏仁　连翘　川芎　细茶　山枝[4]　丹皮

下多亡阴，目渐失明，所谓脱阴者目盲也。

白芍　阿胶　莲肉　归身　炙草　丹皮　茯苓

风热久蓄脑髓，发为鼻渊，五年不愈，此壅病也。于法宜通，不通则不治。

---

① 少阳之脉……淡芩：语出《静香楼医案·诸窍门》。

② 阴：据《静香楼医案·头痛门》补。

③ 火升……川石斛：语出《静香楼医案·头痛门》。

④ 山枝：栀子。

犀角　川芎　苍耳子　郁金　黄芩　杏仁[①]

齿痛龈肿，风火上盛。

薄荷　细生地　甘草　黄芩　枳壳　连翘　丹皮　黑山枝

肾虚齿痛，入暮即发，非风非火，清散无益。

加减八味丸，空心淡盐汤送下[②]。

齿痛，腹满，似属两途。诊脉寸口溢出鱼际，而两尺细小无力，此是下焦阴火上浮，齿受其灼而然，补纳阴火，两病当愈，拟以十全肾气丸。

阴弱血溢，脉虚体倦，宜阴厥阳微，兼清热。

犀角　生地　赤芍　川石斛　茯苓　牛膝　炙草　丹皮　地骨皮

咽　喉

秋月疟利皆必伤阴，少阴之液不承则咽喉干痛，当与滋养。

生地　阿胶　知母　石斛　麦冬　鸡子黄

---

① 风热久蓄脑髓……杏仁：语出《静香楼医案·诸窍门》，原方无“川芎”，有“芦根”。

② 肾虚齿痛……空心淡盐汤送下：语出《静香楼医案·诸窍门》。“空心淡盐汤送下”作“每服三钱盐花汤下”。

风火留结肺中，咳吐咽痛，脉虚而数，颇难调治。

牛蒡　元参　桔梗　甘草　连翘　荆芥

疮　疡

肾阴不足，肝阳有余，气结液聚，项间生疬，火炎金燥，时自干呛，此虚劳之渐也，治宜凉肝补肾。

阿胶　生地　元参　茯苓　甘草　天冬　牡蛎　川贝　丹皮

肝经液聚气凝为项间痰核。病虽在外，而其本在内。甚勿攻之，愈攻则愈甚矣。

首乌　白芍　川贝　牛膝　甘草　牡蛎　归身　丹皮　生地①

阳气发泄，水谷气蒸，留湿为疡，流脓之后而睾丸偏坠，下焦疮疾，皆湿甚热郁，宜用行气分健阳运湿之法。

白蒺藜四两，鸡子黄制　生於术八两　益智仁二两　半夏四两　陈皮二两　云茯苓四两

米仁四两，水泛丸。

脉细而数，春夏间水颗如疥，下焦先发，延及四肢。此先天遗热，伏于阴分，乘天地之气升越而为病，虽微浅除根最难。

---

① 肝经液聚气凝……生地：语出《静香楼医案·外疡门》。

虎潜丸。

客热留滞营分则成痫，阻遏厥阴则溺涩，清肝和血乃大法也。

生地　丹皮　赤芍　木通　竹叶　茯苓　茅术

呃止汗减，里症已平，当从事于外疡矣。盖疡不泄，亦令人气满不食耳。

生黄芪　当归　银花　陈皮　茯苓　炙草

妇女杂症

先腹满而后经断，是气病及血，法以行气为主而和血佐之，气行则血亦行矣。

郁金　延胡　川芎　赤苓　白蒺藜　香附　枳壳　青皮　楂炭

脾虚生湿，气为之滞，血为之不守，此与血热经多者不同。

焦术　泽泻　白芍　陈皮　炙草　茯苓　川芎　牛角䚡炭①

久嗽，脉虚数，薄暮即发热，卧不得左侧，时有咽痛，经断不行，此虚劳之症，最难调治，姑以调补气血。

① 脾虚生湿……牛角䚡炭：语出《静香楼医案·妇人门》。

阿胶　当归　丹参　牛膝　茺蔚子　白芍　茯苓　丹皮　炙草

肝病及脾，故始于胁乳作痛，而继及腹满便泄也。冲任主胞胎而属于肝，故胎滑不固，期在三月。

当归　香附　广皮　丹参　茯苓　泽泻　川芎　白芍

寒热泄泻之后，经水适来而多，脉虚，肢冷腰痛，此气虚不能摄血之病，治当温补。

人参　白芍　炙草　炮姜　当归　杜仲

心下痞食则胀，经断数日，腹形不充，此非胎气，气血凝结，源不通则流自止耳。

代赭石　赤芍　香附　桃仁　枳实　神曲

临月下痢，面浮足肿，少腹满，小便少，此寒湿也，病在太阴。

苏梗　川朴　陈皮　白芍　姜片　茯苓　炙草　泽泻　木瓜

产后恶露不行，小腹作痛，渐见足肿面浮，喘咳腰粗，此血滞于先水渍于后。宜兼治水血，如甘遂、大黄之例。

紫菀　茯苓　桃仁　牛膝　厚朴　楂肉　杏仁　麦皮

延胡[1]

瘀血不下，走而上逆，急宜以法引而下之，否则冲逆成厥矣。

归尾　滑石　牛膝　五灵脂　瞿麦　蒲黄　赤苓　通草

产后中气不调，艰于运化，食少不饥，中脘按之痛，小腹偏左成聚，此肝气也，症非轻浅。

当归　川芎　茯苓　神曲　白芍　香附　青皮　麦芽

产后先泻后利，淋漓不止，头晕心悸，恶心口干，时发痉，胸腹痛。

炒白芍　泽泻　天麻　钩钩　炙草　白蒺藜　广皮　川芎

妊娠六月，脾湿不行，溺少膝肿，腹满气喘，此名胎水，法宜疏利。

苏梗　茯苓　泽泻　木瓜　川朴　陈皮　川芎　白术

暴崩去血过多，络中空虚，浮阳内风以动，心悸，筋脉酸软，每经来必病，奇经已乏，最难调治。

炒熟地　炒白芍　女贞子　旱莲草　阿胶　胡黄连

---

① 产后恶露不行……延胡：语出《静香楼医案·妇人门》。

脉右寸独大，自产后经年不复，腰酸，火升，是为下虚。但一月咳嗽至今，恐有风温上犯，先以辛甘凉剂清上不伤下焦为是。

玉竹　沙参　炒川贝　竹叶　甘草　麦冬　元米汤代水

左肢麻木，经迟，宿瘕，中年从未生育，脉数，腹胀，和肝胃之阳即调经之要领。

生地　香附　穞豆衣　当归　楂炭　知母　盐水炒砂仁

六左，去夏咯血日盈杯盅。自秋至冬，不知咯吐岁许，直至今春渐增干咳。现在脉浮芤而不耐，两尺益空，舌薄白而淚裂，根中微糙，面色干黄，肌肉大削，一切见症怯象，已成大痨，实属棘手，方后祈速即请高明先生。

西洋参二钱　□□麦冬□□□炒，三钱　蛤[①]、瓦楞壳生打，各一两　赤白苓各三钱　孩儿参一钱　细生地四钱　元武板[②]□□□先煎，一两一钱　淮山药三钱　北沙参三钱　肥知母三钱　牡蛎粉先炒，五钱　二泉胶[③]三钱，谷芽三钱

---

① 蛤：蛤壳。

② 元武板：龟甲。

③ 二泉胶：阿胶。

卷　三

吴塌吴，男科，脉迟弱无神，舌红苔剥，中气大亏，肝虚横逆中土，瘕痛甚，于下午大小便不得通畅，虑关阳格阴重候，怡情善养为要。

早服六味丸。

生洋参　白芍　金铃子　茯苓　山栀仁　左牡蛎　归身　杜阿胶　木通　细生地　淡竹叶　根草　佛手露

痛甚时服神香散三分。

吴塌吴，女科，痰火上越，头眩则呕尽痰饮方止，积年久病，未能除根。

制半夏　白术　明天麻　党参　上绵芪　制川朴　茯苓　杜橘红　炮姜　建泽泻　石决明　麦芽　六神曲　左金丸

山塘泾岸徐，男科，痫厥日发十余次，神识蒙闭，唇红舌绛，脉象弦数而芤，大小便自遗，失志神昏，厥脱之险势所必至，勉拟育阴熄风，安神豁痰，以邀天相。

鲜生地一两　白芍一钱五分　鲜石斛一两　朱茯神三钱　橘红一钱　苍龙齿三钱　牡蛎一两　远志炭一钱五分　青礞石二钱　麦冬二钱　羚羊片一钱五分　竹沥　石菖蒲　金器

新庙前王，幼科，温邪三候，热甚阴阳，舌灰齿燥，唇干鼻炭，有邪陷入营之势、风动痉厥之虑，稚年阳亢阴亏，温邪最易劫阴，变端莫测。

连乔[①] 焦山栀 羊片[②] 鲜生地 细生地 川贝 元参 钩钩 淡豆豉 一元散[③] 银花 枇杷叶 芦根 金汁

复诊：昨进育阴清热熄风之剂，大势已减，然邪热陷入已深，阴液难以即复，恐余烬复，还宜防变。

羚羊片 犀角 钩钩 石决明 细生地 鲜石斛 玄参 木通 川贝母 黑山栀 朱茯神 连乔 丹皮 竹叶心 枇杷叶 芦根

钟楼头金卓亭，伏邪未消，如油入面，卫虚则恶寒，营虚则发热，气火上升则咳嗽，症延半载，舌无苔而罩灰，正虚邪郁，不可忽视。

桂枝 白芍 归身 炙草 焦山栀 阿胶 洋参 牛膝 花粉 兜铃 细生地 川贝 元米 芦根 枇杷叶

复诊：细参脉症，究属体虚，伏邪未达，阳虚阴往，乘之则寒，阴虚[④]阳往，乘之则热，肝阳犯肺则咳，拟宗复脉育阴参入芪附扶阳，俟其动静。

洋参 麦冬 生地 阿胶 白芍 川附 川贝 黄芪 茯苓 半夏 牡蛎 红枣 枇杷叶

再诊：王太仆曰：热之不热，责其无火；寒之不寒，

① 连乔：连翘。
② 羊片：羚羊角片。
③ 一元散：益元散。
④ 虚：原无，据文义补。

责其无水。二法用之不应，究有伏邪在内，再拟扶正达邪一法。

人参　柴胡　桂枝　归身　大白芍　丹皮　炙草　茯苓　鳖甲　牡蛎　鹿角霜　龟板

三诊：进和营理卫法，热重于寒，得汗方解，究属伏邪之明征也。

桂枝　高丽参　知母　麦冬　石膏　甘草　茯苓　篾竹叶①　粳米

鳖甲煎丸，每服七丸，日二服，人参汤下。

通河桥苏，女科，脉沉细涩，涩为血少，沉为气滞。经水后期而痛甚，治之不易，进温补法。

归身　白芍　熟地　川芎　茯苓　陈皮　延胡　香附　炮姜　炙草　吴萸　肉桂　生姜　红枣　玫瑰花

通河桥王，女科，营虚，气滞，血热，经行先期而痛，宜养血调经。

大生地　延胡　吴茱萸　香附　归身　醋炒柴胡　白芍　焦山栀　茯苓　丹皮　炙甘草　玫瑰花

南门钱，男科，夜半忽又大吐，亥子之交，气火上升，最属重候。左脉弦数，无情失血所忌，姑宗仲淳法。

苏子　象贝　大黄炭　茜根　三七　女贞　旱莲　白

① 篾竹叶：用于编织竹席、竹篮的竹叶，清心利水作用比淡竹叶稍强。

芍　大生地　米仁　犀尖　焦栀　降香　童便　枇杷叶

复诊：左脉弦象已减，数象未退，营分之火尚炽，左乳下跃跃震动，血去过多，肝失所养，防血复来。

羚羊片　生地　苏子　川贝　白芍　石决明　焦山栀　茯神　归身　牛膝　大黄炒炭　芦根　磁朱丸　金器　童便　枇杷叶

南门吴，男科，利仍不减，澼出冻，色淡红，脉不数而气觉下堕坠。病经八月，中气已虚，拟益气升清，温之补之。

党参　绵芪　陈皮　归身　茯苓　炙草　升麻　白芍　炮姜　莲肉　川附　地榆　荷蒂　香连丸

复诊：丸方。

赤冻少而未净，甚于下午，症已半载，宜丸剂缓调。

生白芍一两　木香三钱　阿胶一两　桔梗四钱　地榆一两　川连一钱五分　银花炭一两　茯苓一两五钱　楂炭一两五钱　炮姜二钱五分　炙草二钱五分　广皮五钱　潞党参一两五钱

荷米汤泛丸。

陶家巷沈，男科，细参脉症，由病后虚未复原，气机不能流畅，痰饮阻于脾胃，肝阳升于上焦，四不温，每交亥子之时，气逆延久，痫厥可虑，拟宗脾胃治之。

西洋参　制半夏　陈皮　於术　炙甘草　益智仁　粉归身　茯苓　桂枝　明天麻　江枳壳　竹茹　红枣

复诊：进扶土温中法，痰饮上泛已止，亥时仍有气逆掘拳之势，痫厥可虑，从肝肾治，俟其动静。

金水六君丸加旋覆花、磁朱丸、乌药、沉香、铁锈[1]水。

再诊：日来诸恙较退，脉亦安静，滑象未减，究有痰火未清，拟标本兼治。

生地　龟板　远志　朱茯神　白芍　橘红　炙草　竹沥　红枣　制半夏　淮麦　磁朱丸

东塘市陈，男科，脉得浮弦，按之滑而有力，痰火风三者交煽于脾胃之间，气为之阻而肝为之逆也，宜豁痰理气疏肝。

黄连温胆加川楝子、白芍、钩钩。

洙泗衖归，女科，痞满已舒，脾气[2]为生化之源，所重尤在脾也，譬之河渠壅塞，甘霖大沛，舟楫自通，此时急宜治本。

生地　归身　白芍　川芎　泽兰　於术　茯苓　香附　赤糖炒

左金丸、越鞠丸合服。

福山罗，男科，足三阴亏损，湿热乘虚下陷，发为痔瘘，后患悬痈，痈溃而不敛，必成漏管，不可忽视。

---

① 锈：原作“绣”，据文义改。

② 气：后原衍“稍”，据文义删。

生黄芪　萆薢　猬皮[①]　枳壳　细生地　生白芍　草节[②]　羊片　龟板　淡子芩　地榆炭　归尾　银花　功劳叶

莫城毛，男科，冬温邪伏少阳，耳痛溃浓，汗出过多，筋无血养，右足酸痛，不能屈伸，遂至身重不能转侧，甚至牙关紧闭，言语不清。脉右三部弦大而数，左弦而虚，气急自汗，症延三月，气血大伤，闭脱之象，显著危笃，若此何能顾其腿痛乎？此柔痉重症，法在不治，姑拟养血熄风，聊尽人事而已。

大生地　阿胶　白芍　茯神　枣仁　钩钩　羚羊片　川贝　橘红　麦冬　牡蛎　龙骨　石菖蒲　竹沥　淮麦　红麦

木排库王，男科，细参六脉，虚缓迟弱，下焦精血不足，湿热内郁不化，右膝成肿，两腿乏力，久延恐痿躄之累。

熟地　萆薢　茅术　川黄柏　知母　牛膝　鹿胶　龟板　苁蓉　虎胫骨　杞子　独活　苡仁　广皮　桑枝　巴戟肉

莫城毛，男科，奔豚气上攻心，肝气横逆，火升头眩

---

① 猬皮：刺猬皮。
② 草节：甘草节。

欲厥，症不易治。

白芍　归身　吴萸　炙草　石决明　羚羊　牡蛎　朱神　雪羹　金器　金铃子

复诊：进疏肝熄风之剂，少腹攻痛、头晕俱减，转方壮水潜阳、泄木和中调治。

白芍　炙草　归身　灵磁石　洋参　生地　羚羊　龙骨　吴萸　川楝子　朱神　枣仁　牡蛎　淮麦　橘叶

陆房巷王，女科，平素肝气郁而不舒，湿痰内伏脾胃，此脘痛之由也。痛剧则呕，呕即气通痛止，此即通则不痛之谓。诊脉弦滑而数，齿干唇燥，舌苔微白，胃阴已伤，大便燥结，症已久延。虑其枯槁成噎膈反胃等症，宜拂除一切，怡情善养为要。

制半夏　茯苓　吴萸炒川连　白芍　乌梅肉　西洋参　橘红　麦冬　枳实　杏仁　竹茹　金铃子　芦根

北门朱，男科，湿火下注，淋浊未清，不可补也，症已久延，一时未易霍然。

萆薢　草稍　乌药　益智仁　石菖蒲

苏州余，男科，怔忡，肝气本属同源，因恐伤肾思伤脾。

党参　绵芪　於术　朱茯神　枣仁　远志　木香　龙齿　归身　制半夏　橘红　淮麦　红枣　石斛　左金丸　长寿丸　磁朱丸

恙起于秋燥，咳呛日久，肺已大伤，少阴真水不足，君相二火有余，当此二气，相火主令，脉弱无神，已成上损重候。

洋参　阿胶　鸡子黄　龟板　玄参　生地　天冬　川贝　山豆根　蛤壳　甘中黄[①]　珠粉

陈市徐，女科，病后阴伤，脾弱气不复，致经阻半年。夫血生于脾藏于肝，全赖饮食资生，肝脾和协，地道自通，毋汲汲毋戚戚也。拟养肝阴扶脾土，滋其化源调治。

党参　於术　茯苓　炙草　制半夏　橘红　归身　白芍　神曲　红枣　霍石斛　玫瑰花

大东门黄，男科，寒伏肺络，积饮上泛，咳逆症已十年。刻下咳止而气喘不平，脉弱无神，中虚极矣，从脾肾调治。

制半夏　党参　橘红　茯苓　炙草　桂枝　甘杞子　苏子　熟地　山药　青铅　银杏

暨阳城童，女科，病后咳嗽逾年不止，甚至潮热气升，侧卧不能向右，形瘦，脉细弱而数，中虚气不潜纳，有劳损之象，姑进培土生金，佐以养液。

米仁　扁豆　淮山药　茯苓　石决明　阿胶　石斛

① 甘中黄：人中黄。

制半夏　橘红　桑白皮　炙草　知母　地骨皮　枇杷叶

又膏方：

苏子三两　水梨六只　叭杏六两，三味俱以水绞汁　生地四两　川贝一两五钱　麦冬二两　金石斛四两　枇杷叶五十片　蛤壳四两　阿胶一两五钱　白蜜收

山塘泾岸曹，男科，肝主筋，肾主骨，精血不荣，阴湿袭入左肢，酸而屈伸不利，一时未能霍然。

防风　桂木[①]　独活　苡仁　木瓜　巴戟肉　归身　杜仲　牛膝　寄生　杞子　桑枝　丝瓜络　络石藤

陈午桥，湿温一月。寒时即欲大便，热时则汗出不止，口渴，舌根厚尖绛，脉情左手极虚，右寸关浮大而数，重按亦虚细，参脉症恰合苍术白虎之治，冀应手方吉。

生石膏　桂枝　朱茯神　茅术　制半夏　生甘草　知母　高丽参　粳米　竹茹

复诊：服昨方，白痧密布，邪有外达之势，寐安渴减，症有转机之象，脉神左手虚弱，右寸关尺较大，不耐寻按。总由膜原之邪，未经透达，而正气已亏，不能送邪外出，致纠缠难愈。然见症尚在，险途未可忽视，姑拟育阴化湿、安神和营理卫等治，冀其渐臻佳境。

人参　洋参　桂枝　石膏　朱茯神　麦冬　炙草　白

① 桂木：桂枝。

芍　枣仁　橘红　细生地　苡仁　竹茹　粳米　红枣

张姓，女科，连投补剂，诸恙已减，惟手足有时动掣，乃血不养筋，内风变动耳。治风先治血，血足风自减，何患其善行而数变耶？

生熟地　桂枝　杞子　木瓜　上芪　蒺藜　威灵仙　橘红　茯苓　归身　白芍　桑枝　制半夏　络石藤

金村时，男科，脉得沉迟，中阳失运，不饥少纳倒饱，此属脏病，如进温通法。

川附　厚朴　陈皮　白蔻　茯苓　小川连　白芍　吴萸　神曲　楂肉　玫瑰　生熟谷芽

言子巷叶，男科，肝脾亏损，痞块结于右腹，有时攻楚，脉弱，腹胀面青形瘦，中满重候，非煎剂所能疗，拟以丸剂缓治。

党参二两　茯苓一两五钱　炙草二钱五分　冬术一两　制半夏一两　橘红五钱　白芍三两　神曲一两　川连五钱　内金五钱　金铃子二两　谷虫二钱　瓜蒌一枚，入碱五钱，川椒一钱，纸糊盐泥煅，用糠火

大腹绒、荷蒂煎汤为丸。

沈巷赵，女科，忽寒忽热，日二三发。正虚余邪犹恋，此即阴虚生内热，阳虚生外寒也。舌苔黄浊，宜和营卫清虚邪。

羚羊片　钩钩　石决明　桂枝　归身　白芍　制半夏　橘红　白薇　石斛　青蒿　淡芩　地骨皮　茯苓　牛膝　鳖甲　竹茹

上油车王，男科，胸中乃阳气所居之地，清阳失于旋转，浊阴因之上逆，所谓地气上加于天也。参脉迟缓，中虚显然，拟发阳光而消阴翳。

全瓜蒌　川连　半夏　薤白　陈皮　白芍　制川附　茯苓　玫瑰花　枇杷叶

早附桂八味丸，晚服补中益气丸。

莫城毛，男科，肝阳从左上升，肾阴不能下摄，此肝气之虚者，所谓上盛下虚也。壮水之中，寓引火归原之意。

洋参　生地　白芍　龟板　羚羊片　肉桂　茯神　枣仁　知母　牛膝　五味子　杜仲　龙齿　黄柏　谷芽　川楝子

史玉川，脉数气促，腹痛泄泻，肝风震动，手抖神倦，交至在迩，防汗脱。

高丽参　五味　麦冬　白芍　川附　云茯苓　谷芽　红枣

复诊：泄泻总不能止，脾肾两亏，元阳衰败，天柱骨垂，终非佳兆。气喘不平，正气不续，勉尽人工，成功难必。

高丽参三钱　川附七分　炙草　於术　肉桂　炮姜　车前子　扁豆　淮药　茯苓　五味　麦冬　生谷芽　红枣

又诊：脉微肢冷，泄泻不止，天柱骨垂，脱象大着，江流日下矣。

人参　川附　於术　炙草　肉果　补骨脂　肉桂　淮药　炮姜　归身　橘红　鹿角霜　谷芽　红枣

福山浦，男科，阴虚湿热下陷，致成痔瘘，便坚下血，脉数，肛堕，宜化湿清热。

萆薢　鲜首乌　条芩　霞天曲①　枳壳　归尾　刺猬皮　槐米　地榆炭　草节　木耳　功劳叶　糖糟②　脏连丸　归脾丸

封姓，男科，气血凝滞络中，非特胸腹板痛，抑且遍身筋骨痛楚，夙伤肝气，湿温夹发，内外交病，寒热错杂，难以施治，勉拟调气通络。

旋覆花　延胡　川楝子　制朴　归须　益元散　豆豉　焦山栀　牛膝　蔻仁　江枳壳　青皮　上沉香　秦艽　乌药

复诊：痛势较缓，厥阴之气尚未流通，仍宜理气散邪和络。

川楝肉　青皮　延胡　木瓜　木香　木通　淡吴萸

① 霞天曲：为半夏等药和霞天膏制成的曲剂。

② 糖糟：以大米生产饴糖的下脚料。

赤苓　左金丸

四磨饮冲服。如痛仍不止，以苏合香丸。

言子巷林，女科，血虚内风与外交合，麻痹不仁，肌肤发出水泡，脾肺风湿也。

鼠黏子　豆豉　生地　绵芪　苡仁　羌活　粉归身　橘红　茯苓　桑枝　指迷茯苓丸

莫城六，男科，细参脉症，肝旺克脾，土脾失升，胃失降，拟泄木和中法

洋参　吴萸　白芍　川连　金铃子　半夏　茯苓　延胡　乌药　沉香　玫瑰花

另，五灵脂酒炒，七分，红白蔻各七分　炙乳香、炙没药各一钱　延胡一钱　白芍一钱　青皮一钱　澄茄三钱

为末，每服五分。

小庙前刘，男科，肝风相火内煽，引召外风，齿痛屡发，拟熄风清火治之。

连乔　蔓荆子　白芷　黑山栀　知母　钩钩　石决明　羚羊　蛇床子　旱莲　清盐

又，漱口方：细辛　防风　白芷　花椒

福山诸，女科，九秋[①]血崩之后，气血已衰，肝失血

① 九秋：指秋天。

养，反少腹疼楚。按之痛者为实，想气血凝滞肝络也，防血再崩耳。

归身　白芍　金铃子　红花　青皮　蔻仁　乳香　没药　五铢钱　木瓜　牡蛎　玫瑰花

福山邵，男科，中虚湿热。身微热，而红疹散布，呃忒频频，神虚谵语，脉右手不能寻按，正虚邪实，脱闭可虑。

洋参　於术　茯苓　川黄柏　川椒　干姜　川连　炙草　远志　代赭石　橘红　柿蒂　竹茹　覆花　芦根

程氏，男科，脾肺肾三经亏损，面浮足肿腹满，气不归原，根本内伤，病不易治。

桑白皮　腹皮　陈皮　赤苓　麦冬　牛膝　五加皮　沉香　肉桂　洋参　杞子　麦柴①　枇杷叶

朱氏，女科，体质素亏，湿热久恋，苔黄质红，手抖，灼热不退，正虚邪不外达，肝风动矣，昏陷可虑。

羚羊角　石决明　左金丸　生地　焦栀　淡芩　益元散　制半夏　朱茯苓　柴胡　桂木　玄参　枇杷叶　茅根　芦根

前坛街崔姓，男科，脉数不扬，身热不灼，白疹虽

① 麦柴：成熟的大、小麦的茎梗。

布，尚未透足。舌红苔白，邪陷三焦，心烦不寐，有时谵语足冷。邪[1]气遏抑，昏变可虑。

犀角　羊片　钩钩　益元散　豆豉　黑山栀　川贝　连乔　知母　陈皮　桂枝　牛蒡子　茯神　薄荷　茅根

复诊：暑邪引动湿温，症经二候，白瘖虽布未清，热势起伏，不能间断。每届热甚，神烦谵语，耳明失聪，苔白燥，舌心剥落，脉右细数，左手兼有弦象，邪已化火，津液有伤，体质素亏，尚恐陷变。

柴胡　石决明　羚羊　朱茯神　麦冬　知母　淡芩　橘红　益元散　鲜石斛　黑栀　竹心　茅根　芦根

再诊：大解后大汗淋漓，神倦乏力，热势大减。舌心剥落之处，苔已布出，舌根干燥，津液大亏，脉左手弦象已退，古称育阴可使热清，宗服蛮煎[2]意。

羚羊　石决明　青蒿　朱麦冬　朱茯神　丹皮　木通　细生地　陈皮　鲜石斛　远志　竹心　甘草　嫩芦根

三诊：脉来沉细而数，邪退正虚之象也。然炉焰虽熄，宜防余火复然，拟育阴清热，以撤余邪。

洋参　麦冬　茯苓　枣仁　鲜石斛　陈皮　山栀　荷叶　稻叶　益元散　鲜莲子

四诊：脉来仍有数象，余邪尚未净化，苔黄少液，神虚谵语，三焦气化不宣，宜扶正育阴清邪。

鲜石斛　青蒿　白薇　丹皮　茯神　枣仁　益元散

---

① 邪：此前原衍“不”字，据文义删。

② 服蛮煎：方名。出《景岳全书》卷五十一。

黑栀　陈皮　龙齿　洋参　淡苓　鲜稻叶

叶氏，女科，郁伤肝脾经，所谓二阳之病也。旦食不能，暮食腹胀，如鼓非臌胀也，乃肝木乘脾耳。舌虽有苔，而质[1]红少液，不能滋养，用药殊属棘手。

白芍　半夏曲　茯苓　金铃子　橘红　左金丸　木香　莱菔子　腹绒　玫瑰花　焦麦芽

复诊：诸恙皆减而少腹之痛未减，肝邪尚未平耳，腰疼带下，营卫虚可知。

白芍　归身　川楝子　萆薢　腹皮　赤苓　杜仲　香元　左金丸　川断　谷芽　桑枝　瓜蒌霜

丸方：瓜蒌一枚，入川椒二钱，碱一钱，用皮纸封口，盐泥包糠火煅　党参　真於术　茯苓　上芪　苏子　白芍　蔻仁　五加皮　橘皮　归身　沉香　六曲　川连　莱菔子

用腹绒、荷蒂煎汤丸。

濮湖桥王，男科，此即《内经》劳风之候也。干咳无痰，咳出清黄浊涕，致伤肺气，遂至金破无声。近则胁痛背疼，遍体疼楚，乃肺气不主周流，治节失司故痛耳。病入膏肓，难以救药。

大力子　豆卷　叭杏　旋覆花　冬瓜子　枇杷叶　归身　白芍　沉香屑　川断　丝瓜络　橘络　牛膝　桑枝

复诊：据述背痛已缓，胁痛如故，络虚气阻。咳久音

---

① 质：原作“盾”，据文义改。

嘶，金破无声，病属不治。再搜索枯肠，以尽人工。

白芍　归身　狗脊　旋覆花　叭杏　牛膝　川断　牡蛎　沉香　沙苑子　枇杷叶　葱白

再复：身痛虽减，肺肾大伤，中土亦为之不振。夫声出于肺，本于肾气，亦因乎中气。今且培补其中，又合培土生金之义，义于理似乎不悖。

西洋参　於术　扁豆　茯苓　炙草　归身　大白芍　牛膝　川断　杜仲　叭杏　橘红　枇杷叶　谷芽

七星桥沈，男科，操持过劳，心阳吸伤肾阴，水不制火，肝阳上升，所谓龙雷飞越也。不寐心烦，概可知矣。此情志之病，宜拂除一切，心旷神怡，可以却病延年。附方宗壮水之主，以镇阳光为佳。

大生地　龟板　麦冬　茯神　枣仁　洋参　灵磁石　五味　龙骨　牡蛎　白芍　小麦　羚羊片　珠粉[①]　南枣

七星桥沈，女科，肝木乘脾，中虚气馁，病经二月，上呕下泄，脉细形瘦，已成反胃重候。有土则有木贼之险，精不能养柔不养筋，能无遍身疼痛乎？况病起腰痛，尤见肾亏，厥阴冲气上逆，汗脱可虑，宗神圣厥阴例治。

人参　紫石英　干姜　金铃子　茯苓　竹茹　乌梅　小川连　川附　炙甘草　白芍　粳米　伏龙肝

---

① 珠粉：珍珠粉。

五花巷张，女科，肺主出气，为水之化源，肺气降则水道通；肾主纳气，为气之都会，肾气升则诸气皆逆。而肝木横肆于其间，则中土被克，大腹巍然而胀，此属脏病，俗所谓单腹胀也。中空无物，并非实症，其忽而寒也，阴恋阳也；忽而热也，阳乘阴也，为心悸，为麻木，为心悸不寐心烦也。总属肝郁为病，而连累于脾肺肾三经耳，法在不治，怡情善养，或有生机。

参须　朱茯神　归身　白芍　麦冬　木香　酸枣仁　左金丸　蔻仁　腹绒　制半夏　金铃子　益元散　上沉香

余姓。足痿遗精丸方：

熟地六两　萸肉二两　山药二两　茯苓二两　远志八钱　酸枣仁三两　知母一两五钱　黄柏一两五钱　龟板六两　锁阳一两五钱　杜仲四两　线鱼胶[①]三两，牡蛎粉炒　归身一两五钱　龙骨一两五钱　莲须一两五钱　芡实三两　广皮一两五钱　菟丝子二两　巴戟肉一两五钱　猪脊筋十条　腰子二只　金樱胶[②]六两

蔡子安。痢久不止方：

於术一两　洋参一两五钱　茯苓一两五钱　炙草三钱　川连一钱五分　焦六曲一两二钱　木香三钱　蔻仁二钱　楂炭一两二钱

① 线鱼胶：鱼鳔切成条状者。

② 金樱胶：金樱子熬成的胶。

地榆一两　松花[1]二两　火肉骨[2]一两　杜仲三两　炮姜二钱　白芍二两　升麻一钱五分　陈米三两

荷叶汤泛丸。

血虚经闭丸方：

生地三两　白芍一两五钱　归身　川芎五钱　四制香附二两八钱　木香三钱　阿胶一两　泽兰一两五钱　川断　牛膝五钱　柏子霜五钱　熟地三两　於术五钱　延胡五钱　卷柏

刘姓，男科，伏邪表里分传，疟痢并作，无形之暑湿与有形之积滞交蒸互结，不饥不纳，症将二候，急宜表里分双解，引其邪[3]出之于外，否则内陷堪虞。

细川连　木香　羌活　黄芩　桔梗　白蔻仁　青灵丸　槟榔　柴胡　茯苓　白芍　益元散

脉来左数大而右稍敛，寒热未止，肝气未平，积已尽而粪多，余邪未清，津液已亏，内热蒸蒸，小便短赤，急宜扶正化湿，以撤余邪。

白芍　淡芩　蔻壳　鲜石斛　益元散　扁豆　柴胡　焦楂　赤苓　车前子　香连丸　荷米饮

由痢转泻，已走轻门，然为数过多，中虚所致。脉右虚左实，木旺土衰，经谓湿多成五泄，此时热退而湿未

---

① 松花：又名松花粉、松黄。为松科植物马尾松、油松、赤松、黑松等的花粉。

② 火肉骨：腌制咸肉的骨头，有清火作用。

③ 邪：后原衍“勿”，据文义删。

净，防虚中生变，拟培土化湿法。

洋参　於术　茯苓　炙草　炮姜　鸡内金　木香　扁豆　谷虫[①]　苡仁　麦芽

进培土化湿，脉象大有起色，惟泄泻不止，《经》谓肠中热，则赤黄如糜。此时上焦之湿已清，下焦之湿未化，还宗前意。

参须　於术　炙草　茯苓　陈皮　扁豆子　六曲　车前子

又，末药方：火肉骨一两　党参一两五钱　松花二两　鸡内金五钱　焦饭滞[②]一两

细参六脉，左寸关仍见浮数，肝木旺脾土衰，下焦之湿未化，出黄如糜。理宜培中气，以清下焦之湿。河间、丹溪愈用苦辛寒者为此，否则何时清乎？便泄一日不止，津液一日不复，有江流日下之势，病魔日久，大势可虑。

参须　白芍　川连　木瓜　炮姜　车前子　茯苓　六曲　炙草　洋参　葛根

昨进苦辛寒清热化湿法，澼出稍减，且有里急后重之势，所下之垢，如沉香色。中有血色，湿热究未尽也。

洋参　白芍　淡芩　川连　枳壳　银花　升麻　归身　益元散

下利已止，久肠胃枯涸，津液已亏，此时全赖胃气为主，方能津回泄止，拟补中益气法，取其气而不取其味，

---

① 谷虫：五谷虫。

② 焦饭滞：焦锅巴。

蒸露服之。

党参五钱　於术二钱　升麻五分　炙草二钱　归身三钱　麦冬三钱　白芍三钱　五味三钱　上芪五钱　柴胡五分　广皮一钱　陈米三两

本城陈姓，男科，暑湿热下陷二肠成痢，三焦热结，膀胱之气不化，癃闭不通，澼出不止。据述，所下之粪黑而且亮，乃热瘀蓄血也。

柴胡　归身　丹皮　枳壳　金铃子　肉桂　白芍　赤苓　黑栀　知母　川黄柏　青灵丸　白夏枯草　荷叶　粳米

泰州顾六符[①]夫人，痰饮、肝气、痔疡三者之病已十年矣。痰饮属脾阳不运，结成窠囊；饮食不生，肌肉尽化为痰；肺金乏生化之源，肝木无兑金[②]之制；湿火下陷为肛疡，肝风上冒为昏厥。见症错杂，难以治疗，用药滋则碍下，燥则妨上。棘手重候，有关格之虑。

洋参　左金丸　石决明　左牡蛎　制半夏　茯苓　归尾　槐米　枳壳　生米仁　杜苏子　白芍　竹茹

早服附桂八味丸一钱，晚服控涎丹一分。

痰饮之本在脾，痰饮之源在肾。肾阳虚则气不化水，脾阳虚则食亦化痰，皆因肝气横逆于其间，内热烦绞，脘

---

① 六符：称颂朝廷或辅臣之词。

② 兑金：指代肺脏。兑，八卦之一，后天八卦图中居西。

痛心跳，必至呕吐而后快，论理宜温补脾肾之阳，方能却病。今因厥阴之气，化火上扰，甚至口眼歪斜，语言蹇涩，难投温补。姑宗仲师厥阴例，平肝逐饮以观效否。沉痼之疾，难以霍然，调理得宜，庶可带病延年。今阳衰肉脱，冬至阳生可虑。

西洋参　川连　於术　茯苓　羚羊片　白芍　石决明　泽泻　干姜　橘红　制半夏　乌梅　笕麦冬　竹茹　雪羹　指迷茯苓丸

连进化痰逐饮、平肝息风之剂，诸恙不减，难名之病，奏功不易。

洋参　於术　泽泻　制半夏　大白芍　粉黛散　茯苓　炙草　橘红　上沉香　左金丸　笕麦冬　归身　五味　竹沥　旋覆花　淡赭石

半煎半服[①]。

细审脉情，无非肝风与火混合，痰随气升则呕，随气而降则腿酸，入络为麻痹，上冒为晕厥。十年痼疾，断难旦夕奏功，勉再搜索枯肠，以尽人工。

前方去於术、炙草，加牛膝、丝瓜络、杜仲、金铃子、梨肉。

贵恙十余年，痰多作呕，肝横火升，胃阴呕吐久伤，关格可虑，仿喻氏甘寒熄风痰养胃阴法。

青礞石朴硝一两五钱，打碎入瓦锅，煅至硝尽，石色如金，绢包，三

① 半煎半服：似指除粉黛散、左金丸外，将其他药物煎好后同前两成药一同服之。

两　蛤壳五两　海石二两　瓜蒌露四两　川贝三两　海蜇十二两　毛燕四两

上药复煎滤清，再入梨汁、藕汁、莱菔汁、蔗汁各二斤、姜汁二两、竹沥十二两、苏子水浸绞汁，四两、叭杏汁八两，蜜饴糖收膏。

晨服丸方。

肾与膀胱，一表一里，欲利小便，宜壮肾水以滋养肝木，仿八仙长寿之意，以泽泻为君。

泽泻四两　熟地二两　萸肉二两　淮山药二两　茯苓一两五钱　丹皮一两五钱　麦冬一两五钱　五味一两　牛膝一两五钱　杜仲二两　桑枝三两　煎汤泛丸。

午服丸方。

欲去痰而止呕，宜先培土运脾，以固中气，乃疏补法。

党参一两五钱　於术一两五钱　茯苓一两　霞天曲一两　陈皮一两　六曲一两　楂肉一两　白蔻一钱五分　炙草二钱五分　细川连一钱七分　生熟谷芽煎汤泛丸。

间服煎剂，宗归脾调心肺肝肾，而归向于脾，以扶生气也，乃治本延年之良策。

洋参　上芪　於术　枣仁　茯苓　金铃子　龙齿　牡蛎　远志　归身　竹茹　制半夏　旋覆花　桂元肉包左金丸

港口任姓，男科，伏邪因劳碌而发，正气之亏，不待言矣。据述早上汗出如浴，并非退热之汗，热时四肢微冷，两足到底不温，下虚无疑。诊脉虚微无力，右手稍微有神，邪少虚多，虑正虚邪恋，亡阳生变。

桂枝　白芍　龙骨　牡蛎　焦栀　白蔻仁　川朴　牛膝　朱茯神　花粉　滑石　肥知母　六曲

浜港邵姓，男科，伏邪热势已退，气血已亏，遍体筋脉不舒，筋惕肉瞤，不能转熟睡，防纠缠生变。

归身　白芍　牛膝　制半夏　蔻仁　羚羊片　茯神　橘红　枣仁　石决明　木瓜　左牡蛎

东大河顾，男科，病后失调，湿热未净，近日服田力穑[①]劳碌，又感湿热，面浮足肿，纳谷作胀，宜以运土化湿法。

大腹皮　陈皮　姜皮　苏叶　谷芽　大麦稭[②]　茯苓皮　桑皮　川朴　蔻仁　焦栀

旱北门内赵，冲年[③]水不涵木，痰火风三者交煽，乃痫厥之根，姑以丸剂缓治。

煨天麻五钱　半夏一两　橘红一两　竺黄四钱　茯苓一两五钱　远志五钱　大生地[④]一两五钱　龟板一两五钱　钩钩一两　白蒺藜一两　石决明一两五钱　女贞一两五钱　紫丹参一两五钱

竹沥姜汁泛丸。

---

① 服田力穑：指努力从事农业生产劳动。服，从事；穑，收获谷物。

② 大麦稭（jié 结）：大麦的茎梗。

③ 冲年：幼年。

④ 大：原作“二”，据文义改。

王市邵，女科，肝脾血虚，气阻络中至胃中则痛，深流于两腰亦痛，此肝气腰痛也。

制半夏　橘红　沉香　左金丸　川断　白芍　金铃子　赤苓　炙草　砂仁　归身　猩绛　竹茹

又，周小姐，经期错乱，淋漓不止，少腹痛攻胃脘，非特肝脾失和，冲任亦不统摄矣。营虚气滞，先宜调气舒肝。

白芍　归身　黑山栀　丹皮　川楝子　参附　泽兰　炙草　海螵蛸　吴萸　细生地　柎香　茅根　卷荷

西张市高，男科，行走动劳皆能动火，火为三焦所司，静则水道通调，气化得行矣。

知母　黄柏　黑山栀　木通　细生地　甘草　广皮　苡仁　茯苓　滑石　车前子　大麦柴

毛姓，幼科，腹胀虫积，食滞脾虚。

丸方：党参一两　赤苓一两五钱　冬术八钱　炙草三钱　橘红七钱　神曲一两　楂肉一两五钱　五谷虫一两　米蛀屑一两五钱　史君子四钱　鸡内金四钱

腹皮煎汤泛丸。

曹松亭，气血两亏，阴阳并损，足不温而脚跟痛，肾所致也。

苁蓉　巴戟肉　牛膝　杜仲　归身　制首乌　砂仁

甘杞子　冬术　川断　川附　制半夏　茯苓　上绵芪　核桃

丰乐桥黄左，五十二岁，腹大如箕，两足亦肿，有自下而上之势，脉弱无神，中虚湿热，壅闭三焦，症势已深，不能速效。

桑白皮　陈皮　川朴　苓皮　莱菔子　香附　大腹皮　姜皮　川连　防己　川椒目　茵陈　牛膝　针砂①

长泾王万芳，六十五岁，肝木化火，劫燥胃阴，不饥不纳，舌光红无苔，邪火充斥，元阴告竭，防成噎膈。

洋参　鲜石斛　茯苓　川连　制半夏　麦冬　瓜蒌露　白芍　川贝　谷芽

江阴袁左，四十五岁，中虚，痰饮内阻，气短似喘，脉虚微无力，筋惕肉瞤，有时舌蹇，乃心肾两亏也。

归身　半夏　熟地灵磁石末炒　炙草　桂枝　青铅　白芍　橘红　茯苓　筧麦冬　远志　红枣　生姜　核桃

西张市高左，二十二岁，脉象无他恙，自述腹中如有水，小便赤少。然屡投分利清热之剂，断无有如此冥顽不灵者也。须知天热，汗多小便亦少，未可据责其不利，仿猪苓汤，利不伤阴为宜。

---

① 针砂：又名钢砂、铁砂，为制钢针时磨下的细屑。

猪苓　茯苓　泽泻　陈皮　茵陈　黑山栀　阿胶　黄柏　知母　滑石　大麦柴

田庄周，脉迟缓中虚，痰饮内阻，纳谷不旺，当以温药。

冬术　茯苓　半夏　橘红　炙甘草　干姜　蔻仁　楂肉　六曲　党参　谷芽

陶家巷晏，肝气上逆，呃忒嗳气，宜平肝化痰。

二陈加旋覆花、党参、代赭石、蔻仁、母丁香、干姜、柿蒂。

季仲廉夫人，丸方：

洋参一两　柏子仁一两　丹参五钱　茯神一两　枣仁二两，猪胆汁炒　天冬一两　麦冬一两　五味子一两　生地四两　元参一两　桔梗五钱　苍龙齿一两五钱　远志五钱　元武版一两五钱　阿胶一两　金箔十五张　猪心血五钱

蜜丸。

清水桥李右，二十岁，脉来鼓指，一索可征。素怀咳逆，金水大伤，不时失红[1]，咽喉下关胀痛，声出不扬，此少阴虚、阳明旺，风痰内结，极重之候，他日产后，入

① 失红：失血。此处指咳血。

损最易。

牛蒡　川贝　甘中黄　阿胶　元参　二生地　射干　连翘　生蛤壳　黑山栀　竹油[①]　珍珠粉　雪羹用荸荠四个、海蛇漂去石灰，丸一两

又，吹药方。犀黄[②]一分　滴乳石一钱　月石三分　青黛五分　真珠一钱　人中白一钱　薄荷一钱　辰砂一钱

先下白冻，既而小便癃闭，气从下坠，即欲大便，所下赤冻而小便仍不能畅，宗丹溪升降法。

人参　羌独活　茯苓　桔梗　车前　滋肾丸　炙草　前柴胡　枳壳　白芍　紫菀　青灵丸

另荸荠苗、葱、商陆根煎汤熏。

复诊：昨进丹溪法，小便虽通，尚未能畅大便，赤冻亦减，均为佳兆。然肾气已亏，防成后闭。

洋参　白芍　甘草　细生地　枳壳　篾竹心　归身　木通　赤苓　车前子　桔梗　滋肾丸

再诊：脉左虚弱，右虚大，脾肺肾三经不足致。小便虽通，尚需用力，不能通畅，究属气化不及州都，再进分利，恐逼枯汁而泉源告竭。拟滋化源，通肺气，壮肾水，为治本良图。

白术　麦冬　细生地　炙草　绵蓍[③]　生熟谷芽　洋参　白芍　车前子　赤苓　竹心　滋肾丸　补中益气丸

---

① 竹油：即竹沥。

② 犀黄：牛黄。

③ 绵蓍：黄芪的异名。

以上三方，金村金干卿案。

西河下周左，木旺者土必衰，土衰则失运化水谷之权，故食难化之物即痛，宜扶土运中泄木。

玄参　丹参　炙草　金瓜蒌　楂肉　蔻仁　白芍　吴萸　薤白　焦六曲　生熟谷芽

金村金左，脉和，右关略见弦象，气化已宣州都。据述前日梦遗，究属肾气不固。

生地　洋参　茯苓　麦冬　淮山药　五味子　远志　枣仁　白芍　泽泻　生谷芽

另，早服大补阴丸，晚补中益气丸。

金邨陆左，气虚则畏风怕冷，营虚则汗出过多，急宜补气和血。

上芪防风炒　桂枝　归身　白芍　党参　茯苓　甜冬术　炙草　橘红　牡蛎　淮小麦　红枣

百岁坊王右，晕厥屡发，痰火风上逆，厥阴之病，最不易治，宜以丸剂缓治。

制半夏一两　枣仁一两　远志五钱　洋参一两　牡蛎三两　天麻五钱　元武版二两　胆星三钱　丹参一两　蔻仁二钱　郁金五钱　沉香五钱　大生地一两五钱　金铃子一两　龙齿一两五

钱　茯神一两五钱　钩钩一两五钱　姜汁五钱　篾竹油[①]四两

周景春，病经两候入阳明，热甚神蒙，呃逆频频，经云诸热冲上，甚其为火呃无疑。真虚邪甚，中脘按之微痛，大便十余日不下，阳明热结亦无疑。

连翘　黑山栀　大黄　犀尖　甘草　竹茹　薄荷　元明粉　橘皮　柿蒂　钩钩　姜汁

晚服安神熄风方。

茯神　朱麦冬　远志　羚羊角　石决明　元参　天竺黄　川贝

复诊：昨进河间法，大便未通，夜半仍昏陷蒙闭，脉弦浮，右大于左，呃逆频频，此少阴不足阳明有余，舌强遗溲，大为可虑。

犀角　鲜石斛　元参　茯神　双钩　丹皮　羊片　细生地　麦冬　远志　橘红　柿蒂　益元散　石菖蒲　竹沥姜汁冲　紫雪丹

苏州戴左，阴枯于下，阳结于上，胃脘干槁，已成噎膈。

北沙参　茯苓　郁金　杵头糠[②]　荷蒂　紫丹参　川贝　砂仁　五汁饭[③]

---

① 篾竹油：竹沥水。

② 杵头糠：又名春杵头细糠、谷白皮、米皮糠。为稻的颖果经加工而脱下的种皮，一般选用米皮糠的内皮。

③ 五汁饭：即五汁饮与大米煮成的饭。

塘桥徐右。

复诊：疟与咳依然如故，正邪虚恋，复感现在暑热，恐成疟劳。

大熟地　归身　白术　鲜首乌　苏子　益元散　元参　橘红　厚杜仲　柴胡　大白芍　炙草　沉香　老生姜　红枣

清水塘桥李右，十六岁，少阴肾水不足，少阳相火有余，犯肺呛咳，喉癣症，难图治。

射干　牛蒡　元参　鲜斗①　黑山栀　篾竹叶　桔梗　甘草　川贝　叭杏　阿胶　枇杷叶　竹沥

另，柿子叶泡茶饭。

张啸生，《金匮》云：阴气孤绝，阳气独发，但热不寒，为瘅疟②。此症近见极多，无人论及，大约少阴水亏，冬时伏寒至春化热而发。因但热不寒，故曰瘅；作止有时，故曰疟。近吸暑湿，下利白中微红，阳邪陷入也，姑进消暑和中，以提其下陷之邪，俟其动静。

生白芍　柴胡　益元散　枳壳　白糯米　香连丸　黄芩　焦山栀　桔梗　赤茯苓

复诊：瘅疟因阴气孤绝，阴者少阴也，曰孤曰绝，真阴不足，可知阳气独发，阳者阳明也，两阳合明，火旺可

① 鲜斗：鲜石斛。

② 阴气孤绝……为瘅疟：语本《金匮要略·疟病脉证并治第四》。

知，久久令人消烁肌肉，如金在镕，日渐消烁，则成损怯矣。其本从冬失闭藏而来，仲景虽未立方，而育阴清热，言下跃然，略论病源，质之高明。

洋参　生地　元参　白芍　益元散　天冬　丹皮　鲜斗　梨汁　蔗汁

又，蒸露方：地骨皮八两　细生地四两　青蒿四两　丹皮四两　稻叶四两　鲜生地四两　鲜石斛四两　荷花四两

按官亭汪左，舌音不清，神识蒙昧，遗尿身重，恶症毕集。

犀角　羚羊　生地　胆星　钩钩　茯神　丹皮　远志　木通　鲜斗　白芍　川贝　菖蒲　金器　万氏牛黄清心丸　珠粉一分　犀黄三厘

复诊：服昨方脉静身凉，神识稍清。但舌音不清，究非佳兆，勉拟扶正化邪。

生地　犀角　羚羊　茯神　麦冬　鲜石斛　黑栀　洋参　远志　橘红　白芍　紫丹参　牛膝　金器

仍用万氏牛黄清心丸。

迎春桥吴右，怀麟七月，暑湿热三气吸入，逆传心包，神蒙舌短气促，痰鸣遗尿不语，汗出遍身，胎气上逼，正虚邪实，脱厥在迩，危机速矣。

羚羊　钩钩　元参　麦冬　莲心　化橘红　胆星　竹心　菖蒲　苏梗　芦根　西瓜翠衣　姜汁　竹油　连翘心　纹银　苎麻

东殿巷吴左，服达表疏解之剂，红白疹密布。表邪虽有外达之机，寒热未能退清，热甚时，谵语神昏，里热极重，乘入阳明，澼出宿垢甚多，亦属热泄。腹中按之微痛，舌根微灰，不寐心烦，亦属肾水不足，防邪陷生变，拟表里双解。

犀角　鲜生地　丹皮　连翘　黑山栀　淡豆豉　蝉衣　瓜蒌仁　鼠黏子　枳实　钩钩　制半夏　茯神　益元散　金器　茅根　芦根

昨进药后颇得安寐，谵语亦少。刻诊脉尚安静，右大于左，阳明热邪，究未尽化。下午壮热，以阳明旺于未申时也，转疟则轻，入里则重。

犀尖　鲜生地　朱茯神　净钩钩　益元散　淡豆豉　丹皮　制半夏　焦山栀　炒枳壳　连翘　荷叶　茅根　芦根

夜子时微寒且热，黎明热甚，辰刻方退，尚未能十分退清。总之脉不弦，邪未归正少阳，不可谓疟必得转疟，方可无虑。

连翘　大力子　黑山栀　青蒿　钩钩　制半夏　元参　白薇　丹皮　赤苓　益元散　鲜生地　茅根　芦根　青灵丸

热退颇清，脉形尚数，里热未清，下午恐其寒热再来也。

鲜生地　黑山栀　羊片　连翘　茯神　益元散　丹皮　柴胡　淡芩　石决明

昨三更时气升烦躁，白疹续布灌浆，舌苔又布一层黄白，邪热虽达，余烬恐其复然，胸次[1]不舒，邪在上焦较多，冀不陷为妙。

瓜蒌　真川贝　鲜生地　鲜石斛　钩钩　石决明　木通　朱茯神　羚羊　麦冬　丹皮　橘红　芦根　灯心

热退身凉，脉神安静，睡亦安稳，宜育阴以清余热。

瓜蒌皮　鲜斗　洋参　贝母　木通　麦冬　益元散　枳壳　茯神　知母　钩钩　橘红　谷芽

湾桥姚右，暑温十八日，因邪致虚，邪不化有逆走膻中之势，少阴不足，阳明有余，舌本强硬，为此症之大忌。刻诊脉细，热退汗出，下午恐其复热，热处湿中，湿包热外，小便不爽，抑且自遗，更为可虑。

滑石　寒水石　石膏　桂枝　白术　猪苓　泽泻　赤茯苓　洋参　麦冬　草稍　荷梗

吴雨田令正[2]，湿暑温二十日，神识渐昏，肝风暗动，舌心苔灰，唇焦齿燥，腹满，按之不痛，阳明有热无结，邪在三焦，脉象模糊，变端叵测。

川连　瓜蒌仁　枳实　连翘　焦山栀　制半夏　腹绒　石决明　赤苓　滑石　薄荷　羚羊角　荷叶　灯心

昨服陷[3]胸法，大解颇爽，胸次稍舒，神识稍清，但舌黑未化，齿痛龈肿，阳明郁火不达，还防变陷。

---

① 胸次：胸间。

② 令正：对他人妻子的尊称。

③ 陷：原作“焰”，据文义改。

川连　瓜蒌　枳实　连翘　羚羊角　赤苓　滑石　石膏　白芷　猪苓　制半夏　麦冬　竹心　芦根　荷叶

昨晚续得大解，腑气已通，诸恙皆减，惟齿痛不止，阳明火热未清，防生牙疳。

洋参　石膏　川连　石决明　钩钩　麦冬　碧玉散　猪苓　泽泻　枳壳　粳米　半夏　箧竹叶

又，漱口方：细辛　白芷　防风

脉症均减，惟阳明余焰未退，烦燥，发热，不寐，伏邪究未尽达也。

石膏　木通　洋参　麦冬　石斛　蒌皮　川连　枳壳

仓前沈右，阴虚湿热下注，带下频频，腰脊酸疼，法宜缓图。

白芍　樗根皮　川黄柏良姜炒　茯苓　远志　枣仁　川断肉　花龙骨　牡蛎　杜仲

陈家市汤左，刻诊脉虚弱不数，舌无苔而滋润，胸腹并无满痛，夜分壮热，呓语，呃逆频频，神倦如蒙，邪气重而中气虚也，防陷变之虑。

川连　淡芩　制半夏　柿蒂　炙草　橘红　羚羊　赤苓　远志　滑石　姜汁　箧竹茹　灯心

昨晚复得大解，腑阳已宣，呃逆连续不止，舌无苔而化燥，津液被夺，神呆身重，见症尚在险途。

羚羊　茯神　洋参　麦冬　知母　细生地　赭石　旋

覆花　远志　橘红　赤苓　鲜石斛　竹茹　炙草[1]　柿蒂　姜汁

寺前李右，二十岁，产虚不复，脉弱色瘁形衰，表里俱热，日晡方剧，热甚咳逆，曾经见红，蓐劳可虑。

法半夏　鲜石斛　苡仁　赤苓　橘红　细生地　益元散　杏仁　黄芩

翁家庄陆右，四月寒热往来，至今热亦不而。脉细弱，日晡微寒微热，胃气大虚，肝木横逆致脘痞作痛耳。

白芍　归身　柴胡　赤苓　焦术　炙甘草　丹皮　黑山栀　牛膝　苏子　川楝子　左金丸　沉香　滑石　芦根

总马桥谢左，脉来细数之形略减，静则咳，少动则咳多，金水并亏机不降，下虚上实，重候也。

苏子　生地　橘红　苡仁　阿胶　粉黛散　白芍　麦冬　茯苓　川贝　花粉　上沉香

又，俞左，脉沉而有力，胸腹按之痛，阳明之里症也。自汗，红疹隐约，背微恶寒，少阳阳明之表症也。参合脉症，里重于表，防其邪陷。

柴胡　枳实　大黄　半夏　甘草　赤苓

---

① 炙草：原作“生炙草”，据文义改。

苏州邵，产后复邪四十日矣。身热不止，舌腻作恶，口甜，脉虚，烦躁，心悸不寐，种种见症，正虚邪实，散邪防脱，补正碍邪，棘手重候。

川连　橘红　茯神　麦冬　羊片　制半夏　钩钩　黑栀　决明　沉香　鲜斗　益元散　枳壳　蒌皮　金箔　竹茹

身热退而未净，口腻味甜，胸脘不舒，杳不思食，症已四旬有六日矣。正气大亏，湿热逗留不化，防其汗脱。

瓜蒌　远志　羊片　川连　茯神　制半夏　麦冬　决明　枳实　牛膝　丹参　篾竹叶　谷芽　佩兰　金箔

陈氏，女科，暑湿热三气迷漫三焦，与时邪夹发，肝横胃逆，呃忒七日不止，音低，冲气上升，中无抵柱。舌苔薄白微黄，脉大兼弦，肝阳化风内动，头痛微热，痉厥可虑，症机错杂，难以治疗，姑拟安胃法。

洋参　干姜　枳实　紫石英　石决明　益元散　川连　乌梅　麦冬　荷叶　竹茹

另，附子和干面作饼，贴足心。

脉象浮大之势稍敛，但觉迟缓无力中虚，肝逆犯胃为呕为逆呃，显然无疑，所谓肝病吐涎沫也。但日数已多，虚脱可虑，况纳食即吐乎？舍安胃无别法，鄙见急宜扶土，以平肝逆，冀呕止纳谷，方有生机。

人参　生白芍　川连　乌梅　川附　干姜　麦冬　法半夏　茯神　炙草　陈米　伏龙肝

另，磁石一钱五分　赭石一钱五分　月石一钱　鸡谷袋①　戌腹米②三钱　为末，旋覆花汤下。

诸恙较减，并无燥热等症。两足亦温，脉稍有神，呃忒渐平，温通颇合。惟肝气郁结，纳食格柜不下，中脘时欲上泛，有似噎膈反胃之象，张鸡峰所谓神思间病③者此也，情志之病，本难图治。

人参　白芍　法半夏　旋覆花　代赭石　安桂　川连　炙草　金铃肉　茯神　木瓜　金器　杵头糠　枇杷叶

右脉四至，左脉微弦，舌苔带灰微黄，中脘不舒，气呃之余必嘘长一口，此肝郁之象。大便旬余日不解，古称下格不通，必返于上，此沃沫之所由来也。见症仍在险途。

洋参　麦冬　鲜斗　制半夏　茯神　枣仁　乌梅　砂仁　苏梗　润肠丸　雪羹　金器

又，梨汁　藕汁　姜汁　萝葡汁④　白蜜

胃气以下行为顺，逆则诸病丛生。寐中警惕，呃逆不止，肝病犯胃，胃病无生之权，脉虚弱无神。急宜养心神平肝木，冀神来复，方许无虑。

茯神　枣仁　白芍　丹参　龙齿　制半夏　牡蛎　洋参　麦冬　橘红　女贞子　五味子　鲜斗　川附　竹茹

---

① 鸡谷袋：鸡内金。

② 戌腹米：狗屎。治疗积食与月经不调。

③ 神思间病：泛指精神、神经活动，特别是思维意识活动失常的一类病证。

④ 萝葡汁：萝卜汁。

金器

肝风煽动，厥逆不止，自汗过多，此因中气大亏，谷食不进所致，汗脱可虑。

人参　龙齿　牡蛎　附子　熟地　川桂木　茯神　麦冬　丹参　枣仁　白芍　五味子　乌梅　沉香　珠粉　金器　小麦　红枣

汗止厥回，脉右三部安妥，左微弱无力，究属阴不恋阳，下虚上实之候。

人参　熟地　龙骨　牡蛎　龟板　紫石英　茯神　麦冬　枣仁　桂枝　白芍　五味子　归身　乌梅　金铃子　沉香

道前宗，参脉虚弱无神，察色面黄少泽，音不响，咯痰带红，又非金无声之比，究属先天不足，痰火刑金也。

川贝　桔梗　甘草　元参　焦栀　败叫子①　竹金②　竹叶　竹油③　旧笛管④　鸡子清

① 败叫子：损坏的哨子。叫子，即哨子，口吹发声之器，以竹木牙骨之类制作。

② 竹金：疑指“天竺黄”。

③ 竹油：竹沥。

④ 旧笛管：久用的笛子，由篾竹制成。

校注后记

《养性轩临证医案》，古暨阳半读斋主人著。载外感、内伤、妇科、外科等多科疾病医案740余则，对中医临床有重要参考价值。此次整理是以陕西中医学院图书馆所藏手抄本为底本。今将整理校注工作有关情况简述如下。

一、版本及成书年代考

此次整理使用陕西中医学院图书馆所藏《养性轩临证医案》手抄本为底本，目前未见其他版本。该书缺少序言和后跋，因此，作者姓名、写作及刊行年代均无法考定，仅知作者号半读斋主人，收藏者为琴川篠翠居秦士俊。琴川为常熟的别称，篠翠居为收藏者的书斋名。但是，《养性轩临证医案》中收录了尤在泾所著《静香楼医案》33则医案。尤在泾为清代著名医学家，著有《金匮翼》《静香楼医案》等，对后世影响较大。《静香楼医案》原系抄本，后收入柳宝诒编撰的《柳选四家医案》。柳宝诒，周庄镇东街人，清末名医。如果《养性轩临证医案》收录的《静香楼医案》的部分医案来自《柳选四家医案》，那么《养性轩临证医案》成书年代应晚于《柳选四家医案》，是否可以认为《养性轩临证医案》成书于清代末年，或者民国初年甚至更晚，仍有待进一步考证。

另外，该书作者在病案中记载的患者居住村镇名称者近150处。经查阅现在地图，与之名称完全吻合有多处，但是，绝大多数记载的是村庄、巷道名称。根据城市村镇名称演变情况看，也可以推断《养性轩临证医案》成书年代不会很早。

二、作者故里及医事活动考

1. 作者故里考

作者的故里，从其“古暨阳半读斋主人”可知为暨阳。暨阳，古县名，晋代所置。据考，“古暨阳县自西晋太康二年（281）置，至梁绍泰元年（555）废。次年，于暨阳之墟设梁丰县。隋开皇九年（589），梁丰县并入江阴县。唐武德三年（620），梁丰故地复置暨阳县。武德九年（626），复入江阴县。历史上杨舍曾作为暨阳、梁丰的县治，前后长达 314 年，这一段历史，应该还其本来面目”。[①] 刘氏确切认为：“古暨阳县治在杨舍镇应该是勿庸置疑的事实。”此说可信度较大。由此可以认为，《养性轩临证医案》作者居住地属现张家港市杨舍镇。

另外，从该书所载病案患者居住村镇名称似乎也能看出一些倪端。书中出现患者居住村镇名称近 150 处。其分布以张家港市杨舍镇周围者居多，且离杨舍镇距离近者，皆直书村名或巷名，如白鹿、五接桥、塘桥、塘市、沈巷、沙洲、鹿苑、沈巷、徐庄、泗港、陆房巷等，而离杨舍镇距离远者以书写县名为多，如常熟、江阴、无锡、泰州等。从这两点来看，也可以说明古暨阳在杨舍镇。

① 刘振南．古暨阳县治考．中国地方志，2003（2）：32－33.

2. 作者医事活动考

《养性轩临证医案》作者的医事活动区域基本可以从其医案中记述的患者的住址来分析和确定。该书大约有150则医案记载了患者居住的县乡或村镇巷道名称。经查，与现代城镇名称完全吻合者有多处，如城市名称常熟市、江阴市、无锡市、泰州市、苏州市等；镇名称塘桥镇、鹿苑镇、港口镇、福山镇（属常熟市）、长泾镇和周庄镇（属江阴市）等。对于绝大多数记载是村庄、巷道，如今可以在张家港市区内查得到的有中房、范港、塘市、白鹿、徐巷、徐庄、西庄、陈巷、沈巷、港西、秦庄、七房桥、沙洲、南庄、大石桥、泗港、七里庙、定心圩、暨阳城等。在张家港市区以外可以查到的村名有五接桥、陈巷、赵家店、塘市、恬庄、窑上、六圩埭、老沙、横河、新庄、老圩、黄家桥、金巷、蒋桥、张市、乌墩、陶家巷、金村、西张市、陶家巷、西河下、后庄等。市区以外的这些村庄分别属于杨舍镇、凤凰镇、金港镇、塘桥镇、妙桥镇、乘航镇等。另外，属于常熟市的村镇有福山、沙上、东市河、大湖甸、王家弄、姚泾、毛塘桥、徐市、山塘泾、通河桥、言子巷、七星桥、王市、陈家市、翁家庄、总马桥、莫城等；属于苏州市的村镇有七市燕、西洋、石水洞、苏市、奚巷、天官坊、小庙前、厅场、清水桥等；属于昆山市的村镇有大竹园；属于无锡市的村镇有三官殿、东大河；属江阴市的村镇有长泾、周庄等。当然，还有一大部分村镇名称没能查到。一般而言，医案中患者居住村镇的名称，距离越近者，则写村名、巷道名，距离越远者，则写镇名、县名。

通过对患者居住地的分析，基本可以确定作者的医事活动区域。若以杨舍镇（古暨阳城）为基点，从大的区域来看，向东至福山镇（稍偏南，临长江边，属常熟市），向南至苏州市、常熟市、昆山市，向西南至无锡市，向西至江阴市，向西北至泰州市。若稍微缩小区域范围来看，涉及张家港市最近的镇有杨舍镇、泗港镇，向东有鹿苑镇，偏东南稍近有塘桥镇，稍远到港口镇。总体而言，患者分布区域以张家港市所属村镇为多，尤其以现在的张家港市区为最多。病案中所说暨阳城、沙洲，及东门、西门、南门、北门、大东门等，是否是指作者当年所在的暨阳城及各个城门，还有待进一步考证确认。

三、体例及内容

《养性轩临证医案》手抄本分三卷。第一卷和第三卷未出目录，第二卷列疾病目录50条，全书共载多科医案740余则。第二卷收录《静香楼医案》33则，并标明“静香楼医案卷之一”、“古吴饮鹤山人著”字样。这33则医案分别列入《养性轩临证医案》第二卷不同的目录之中。其中收录的医案中，有一部分医案的文字记述、药味与《静香楼医案》亦不尽相同，本次整理时皆作以说明。《静香楼医案》为清代尤在泾撰。尤在泾，清代著名医学家，著有《伤寒贯珠集》《金匮要略心典》《金匮翼》《医学读书记》《静香楼医案》。《静香楼医案》原系抄本，后被收入柳宝诒编撰的《柳选四家医案》中。柳宝诒，周庄镇东街人，清末名医。柳氏所收录的《静香楼医案》分上、下两卷，内收内伤杂病、伏气、外感、外疡、妇人等32门，记载医案109则。

《养性轩临证医案》，其内容记述详略不同，差异明显。详者，医案中对患者的临床症状、舌脉变化、发病原因、病机分析、证候归纳、治疗大法、处方用药等内容记述详细。如“七里庙张，十八，去秋伏邪，早投补剂，营未能和谐，致寒热不时举发。诵读吟咏，亦动肝肾，虚阳易于上逆，治当和中潜阳”。又如“张家宕张，十八，室女，经候五月未通。面色黄瘁，内热脘闷，腹中鸣响，水声濯濯，两脉弦，舌无苔。此气热血结，肝脾两伤，勿轻视之”。以上两案详列病因病机、临床表现、治法方药。再如“泰州顾六符夫人”案，医案文字达千余字，案中不仅记述了患者姓氏、性别、住址，还详尽记述了每诊病情变化，汤药处方用药、药量、加减变化，丸丹药物名称以及服用方法。此案仅汤药处方调整变化就达八次，另配服丸丹二方。其略者，仅仅罗列证候或症状和用药，仅十余字，如“肺郁气逆。枳壳、归身、杏仁、郁金、桔梗、陈皮、苏梗”。“肺郁胸满。紫菀、杏仁、枳壳、桔梗、橘红、郁金”。“喘而盗汗，脉数，此虚劳之渐也。都气丸三钱”。有些医案甚至省去方药。此类医案，虽然直截了当，但是缺少较为完整的临床表现、病因病机、辨证用药，似乎难以构成完整的医案，只可视为作者的临证体会或随笔。

四、学术特点

医案，是医生治疗疾病时辨证、立法、处方用药的连续记录，包括患者姓名、地址、职业、病状、辨证、治疗、预后等。《养性轩临证医案》为一医案著作，从中可看出作者一定的学术特点，总结为以下几点。

1. 善于病机分析

病机，是指疾病发生、发展、变化及其结局的机理。它是从整体上和动态中对患病机体所呈现的病理状态和病理变化的高度概括，它揭示了疾病发生、发展、变化及转归的本质特点和基本规律，因而也是人们认识疾病证候的临床表现并进行诊断辨证、预防治疗的内在根据和理论指导。《养性轩临证医案》作者善于病机分析，此举几例说明。

如金巷金太案："积郁伤中，肝胃横逆，逆则但升不降，饮食入口即出。四旬以来，一味涎沫上壅，有出无入。况年近古稀，正元渐亏，胃精日损，格证已成矣。拙拟苦温以制肝之逆，苦辛以通胃之阳。"患者情志长期忧郁，使肝失疏泄条达，胃气不降，失于受纳，故饮食入口即出。病延已久，有出无入。加之年近古稀，正气不足，胃气衰败，最终形成关格之重证。此案作者结合本病的病因、涉及的脏腑、病程、患者的性别年龄，分析格证形成的过程。又如胎动案："蒋桥钱右，两脉细弦而滑，一索可征。腰酸腹痛下坠，属肝脾两亏之象，而胎气不安也，和中理气安胎主之。"此案根据患者脉象、症状确定其病机为"肝肾两亏"。再如痢疾案："郭氏，素属阴亏，近因暑内动。初起寒热如疟，既而邪陷下焦，澼出黏腻带水，时或有粪杂冻，脉来虚细带涩，舌红灰苔。此阴阳两亏，肝肾并伤，中虚不克支持。姑拟阴阳并调，肝肾并补，必得痢止，方有好。"该案病机为邪陷下焦，阴阳两亏，肝肾并伤。由上可见，该书作者非常重视病机分析，且论述病机直截了当、简明透彻。

2. 注重防患未然

防患未然即"治未病"思想。"治未病"是指采取相应的措施，防止疾病的发生发展，包括未病先防和既病防变。本书作者注重防患未然的治疗思想也比较突出。本书近40则医案明确提出需预防疾病的传变或复发，此举例说明。

有些疾病在治疗过程中，有所好转，但作者仍指出防止治疗不当转成他证。如合新街张左案："积受外感，蕴崇于肺，肺逆致咳，痰带醒秽，肺热可知，久延防痈。"何左案："颈项筋胀，左重右轻，防成结核之累。"北沙赵二五案："湿流关节，遍体、手足疼重，防风成痹。"沈左案："风寒积感，化火入肺，咳嗽气喘，痰黏带腥，内热脉数，防成痈。"合新街孙案："劳伤咳嗽，近发日甚，咳伤络，更吸暑扰动阳络，陡然失血盈盆，脉来浮芤，防血上溢。"肝风眩晕案："肝风顽痰，上凌清窍，头晕欲仆，心泛作恶，久延防厥。"

有些疾病虽已治愈，仍需防其复发。如宁北张案：患者病证虽愈，但因年高肺肾已亏，仍需培补后天之本，防其疾病复发。苏州孙左案：疟证已痊愈，"惟疟后营卫交虚，腠理不密，当预防之"。沙上王案：食积证已愈，惟"幼稚质弱，还防变端"。

3. 组方用药繁简相宜

组方用药是治疗疾病的重要步骤和体现。《养性轩临证医案》一书，共载医案740余则，共出处方725首（包括复诊加减变化之处方）。未列方药者仅7则医案，直接使用成方或成药者 19 则。综观其组方用药特点，繁简相宜，因病化裁灵活，用药精当。如载一肝火证：“心热、足冷、口渴，阴下阳上，水火背驰，非不恙也。生地、丹皮、淮牛膝、石斛。”此证实乃心肝火旺，阴津不足，水不涵木。方中生地功善凉血滋阴，丹皮可清血分实火及虚热，牛膝善引血及诸药下行而兼补肝肾，石斛滋阴生津。四药合用清热凉血，以泄上焦之火，滋阴生津，以补阴津不足。从而使阴阳和合，水火既济。作者组方巧妙，用药精当可见一斑。

《养性轩临证医案》组方用药一般以 12 味左右居多。当然，对于病程较长，病情复杂，短期内难于取效者，处方用药在20 味以上亦有之。同时，作者也会借用前人医疗经验，恰当运用一些成方成药，如治一腹痛证用当归建中汤，治一肩背臂痛证用活络丹。该书运用前人处方约 25 方，但多数是在成方的基础上有所加减变化的，而不是原方照搬。

另外，由于和作者所处江南地区环境、历史时代有关，还使用了一些本地草药或食疗品种，如五汁饭、麦柴、火肉骨、篾竹油、篾竹叶。作者还依“取类比象”而用药，如道前宗案：“参脉虚弱无神，察色面黄少泽，音不响，咯痰带红，又非金无声之比，究属先天不足，痰火刑金也。”本案属“金破不鸣”，处方用清热化痰、滋阴润肺的川贝、桔梗、甘草、元参、焦栀、竹叶、竹油、鸡子清与证相符。但用“旧笛管”“败叫子”，因二物可发出声音而用，实属牵强。

总书目

医经

内经博议

内经提要

内经精要

医经津渡

素灵微蕴

难经直解

内经评文灵枢

内经评文素问

内经素问校证

灵素节要浅注

素问灵枢类纂约注

清儒《内经》校记五种

勿听子俗解八十一难经

黄帝内经素问详注直讲全集

基础理论

运气商

运气易览

医学寻源

医学阶梯

医学辨正

病机纂要

脏腑性鉴

校注病机赋

内经运气病释

松菊堂医学溯源

脏腑证治图说人镜经

脏腑图说症治合璧

伤寒金匮

伤寒考

伤寒大白

伤寒分经

伤寒正宗

伤寒寻源

伤寒折衷

伤寒经注

伤寒指归

伤寒指掌

伤寒选录

伤寒绪论

伤寒源流

伤寒撮要

伤寒缵论

医宗承启

桑韩笔语

伤寒正医录

伤寒全生集

伤寒论证辨

伤寒论纲目

伤寒论直解

伤寒论类方

伤寒论特解

伤寒论集注（徐赤）

伤寒论集注（熊寿试）

伤寒微旨论

伤寒溯源集

订正医圣全集

伤寒启蒙集稿

伤寒尚论辨似

伤寒兼证析义

张卿子伤寒论

金匮要略正义

金匮要略直解

高注金匮要略

伤寒论大方图解

伤寒论辨证广注

伤寒活人指掌图

张仲景金匮要略

伤寒六书纂要辨疑

伤寒六经辨证治法

伤寒类书活人总括

张仲景伤寒原文点精

伤寒活人指掌补注辨疑

诊　　法

脉微

玉函经

外诊法

舌鉴辨正

医学辑要

脉义简摩

脉诀汇辨

脉学辑要

脉经直指

脉理正义

脉理存真

脉理宗经

脉镜须知

察病指南

崔真人脉诀

四诊脉鉴大全

删注脉诀规正

图注脉诀辨真

脉诀刊误集解

重订诊家直诀

人元脉影归指图说

脉诀指掌病式图说

脉学注释汇参证治

针灸推拿

针灸节要

针灸全生

针灸逢源

备急灸法

神灸经纶

传悟灵济录

小儿推拿广意

小儿推拿秘诀

太乙神针心法

杨敬斋针灸全书

本　草

药征
药鉴
药镜
本草汇
本草便
法古录
食品集
上医本草
山居本草
长沙药解
本经经释
本经疏证
本草分经
本草正义
本草汇笺
本草汇纂
本草发明
本草发挥
本草约言
本草求原
本草明览
本草详节
本草洞诠
本草真诠
本草通玄
本草集要
本草辑要
本草纂要
药性提要
药征续编
药性纂要
药品化义
药理近考
食物本草
食鉴本草
炮炙全书
分类草药性
本经序疏要
本经续疏
本草经解要
青囊药性赋
分部本草妙用
本草二十四品
本草经疏辑要
本草乘雅半偈
生草药性备要
芷园臆草题药
类经证治本草
神农本草经赞
神农本经会通
神农本经校注
药性分类主治
艺林汇考饮食篇
本草纲目易知录
汤液本草经雅正
新刊药性要略大全
淑景堂改订注释寒热温平药性赋
用药珍珠囊　珍珠囊补遗药性赋

方　　书

医便

卫生编

袖珍方

仁术便览

古方汇精

圣济总录

众妙仙方

李氏医鉴

医方丛话

医方约说

医方便览

乾坤生意

悬袖便方

救急易方

程氏释方

集古良方

摄生总论

摄生总要

辨症良方

活人心法（朱权）

卫生家宝方

见心斋药录

寿世简便集

医方大成论

医方考绳愆

鸡峰普济方

饲鹤亭集方

临症经验方

思济堂方书

济世碎金方

揣摩有得集

亟斋急应奇方

乾坤生意秘韫

简易普济良方

内外验方秘传

名方类证医书大全

新编南北经验医方大成

临证综合

医级

医悟

丹台玉案

玉机辨症

古今医诗

本草权度

弄丸心法

医林绳墨

医学碎金

医学粹精

医宗备要

医宗宝镜

医宗撮精

医经小学

医垒元戎

证治要义

松厓医径

扁鹊心书

素仙简要

慎斋遗书
折肱漫录
济众新编
丹溪心法附余
方氏脉症正宗
世医通变要法
医林绳墨大全
医林纂要探源
普济内外全书
医方一盘珠全集
医林口谱六治秘书
识病捷法

温　　病

伤暑论
温证指归
瘟疫发源
医寄伏阴论
温热论笺正
温热病指南集
寒瘟条辨摘要

内　　科

医镜
内科摘录
证因通考
解围元薮
燥气总论
医法征验录
医略十三篇
琅嬛青囊要
医林类证集要
林氏活人录汇编
罗太无口授三法
芷园素社痎疟论疏

女　　科

广生编
仁寿镜
树蕙编
女科指掌
女科撮要
广嗣全诀
广嗣要语
广嗣须知
孕育玄机
妇科玉尺
妇科百辨
妇科良方
妇科备考
妇科宝案
妇科指归
求嗣指源
坤元是保
坤中之要
祈嗣真诠
种子心法
济阴近编
济阴宝筏
秘传女科

秘珍济阴

黄氏女科

女科万金方

彤园妇人科

女科百效全书

叶氏女科证治

妇科秘兰全书

宋氏女科撮要

茅氏女科秘方

节斋公胎产医案

秘传内府经验女科

儿　科

婴儿论

幼科折衷

幼科指归

全幼心鉴

保婴全方

保婴撮要

活幼口议

活幼心书

小儿病源方论

幼科医学指南

痘疹活幼心法

新刻幼科百效全书

补要袖珍小儿方论

儿科推拿摘要辨症指南

外　科

大河外科

外科真诠

枕藏外科

外科明隐集

外科集验方

外证医案汇编

外科百效全书

外科活人定本

外科秘授著要

疮疡经验全书

外科心法真验指掌

片石居疡科治法辑要

伤　科

正骨范

接骨全书

跌打大全

全身骨图考正

伤科方书六种

眼　科

目经大成

目科捷径

眼科启明

眼科要旨

眼科阐微

眼科集成

眼科纂要

银海指南

明目神验方

银海精微补

医理折衷目科

证治准绳眼科

鸿飞集论眼科

眼科开光易简秘本

眼科正宗原机启微

咽喉口齿

咽喉论

咽喉秘集

喉科心法

喉科杓指

喉科枕秘

喉科秘钥

咽喉经验秘传

养　　生

易筋经

山居四要

寿世新编

厚生训纂

修龄要指

香奁润色

养生四要

养生类纂

神仙服饵

尊生要旨

黄庭内景五脏六腑补泻图

医案医话医论

纪恩录

胃气论

北行日记

李翁医记

两都医案

医案梦记

医源经旨

沈氏医案

易氏医按

高氏医案

温氏医案

鲁峰医案

赖氏脉案

瞻山医案

旧德堂医案

医论三十篇

医学穷源集

吴门治验录

沈芊绿医案

诊余举隅录

得心集医案

程原仲医案

心太平轩医案

东皋草堂医案

冰壑老人医案

芷园臆草存案

陆氏三世医验

罗谦甫治验案

临证医案笔记

丁授堂先生医案

张梦庐先生医案

养性轩临证医案

养新堂医论读本

祝茹穹先生医印

谦益斋外科医案

太医局诸科程文格

古今医家经论汇编

莲斋医意立斋案疏

医　史

医学读书志

医学读书附志

综　合

元汇医镜

平法寓言

寿芝医略

杏苑生春

医林正印

医法青篇

医学五则

医学汇函

医学集成

医学辩害

医经允中

医钞类编

证治合参

宝命真诠

活人心法（刘以仁）

家藏蒙筌

心印绀珠经

雪潭居医约

嵩厓尊生书

医书汇参辑成

罗氏会约医镜

罗浩医书二种

景岳全书发挥

新刊医学集成

寿身小补家藏

胡文焕医书三种

铁如意轩医书四种

脉药联珠药性食物考

汉阳叶氏丛刻医集二种